요양원의
365일

요양원의
365일

펴낸날 2021년 4월 29일

지은이 원종성, 오형숙

펴낸곳 드림위드에스 | **디자인** 도서출판 밥북
출판등록 제 2021-000017 호
주소 서울특별시 강남구 압구정로 14길 32-1, 102호
전화 02-595-3826 | **팩스** 02-595-3826
홈페이지 http://withess.com | **이메일** semi00700@naver.com

요양원의
365일

원종성·오형숙 공저

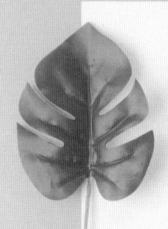

실버산업으로서 요양원 운영과
그 안의 이야기

남은 인생의 동반자

그리고,

어르신들의 쉼터

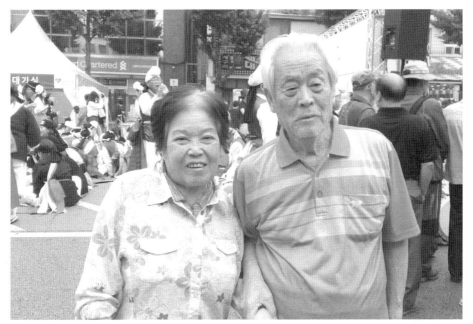

남은 인생의 동반자

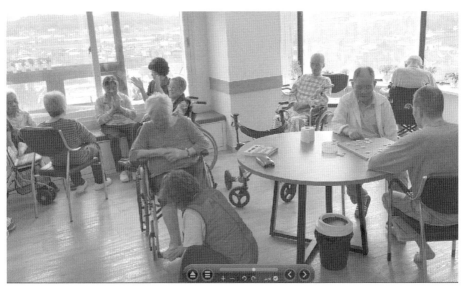

어르신들의 쉼터
(어르신들이 자유시간을 즐기는 모습)

들어가는 말

H 요양원 706호 생활실.

할머니가 침대에 걸터앉아 다급하게 간호사를 부른다.

"선생님~~나, 약 줘~"

"어르신, 조금 전 아침 식사하시고 약 드셨어요"

"안 먹었어, 빨리 줘!"

하루라도 약을 안 먹으면 죽을 것 같다며 어르신의 목소리가 점점 커진다. 여기저기 안 아픈 데가 없다고 매일 호통 치시는 어르신의 모습은 흔한 풍경이다. 빈 약 봉투를 보여드린 후에야 마음이 편하신지 침대에 눕는다. 이를 가만히 바라보고 있던 옆에 계신 어르신이 비웃으며 혀를 끌끌 차신다.

"저런 노인네와 내가 함께 있다니~ 쯧쯧"

자신이 한심스럽다며 자조 섞인 목소리로 혀를 차던 어르신, 사실 이 어르신은 요양원 내에서 한시라도 눈을 뗄 수 없는 최고의 요주의 어르신이다. 이분은 오늘도 보따리를 싸 들고 요양원 문앞에 서서 '문 열어 달라'고 한바탕 난리를 치셨다. 오늘까지 벌써 대문 농성만 보름째다.

여기까지만 읽은 독자들은 아마 '어떻게 이런 일이'라고 생각할지 모른다. 하지만 요양원에서 근무하는 우리 같은 사람들에게는 이런 사건들은 일상적인 일이다. 더 솔직히 말하자면 이 정도 일은 정말 간단히 지나가는 일과 중 하나라고 할 수 있다.

요양원의 하루는 생각보다 길다. 아마 보통 사람들이 느끼는 24시간보다 3~4배는 더 길 것이다. 내가 요양원에서 일한 지도 어느새 9년이 지났다. 그러니까 체감상 느끼는 시간은 마치 30년의 세월 정도는 족히 흘러간 느낌이다.

나는 컴퓨터 관련 다국적기업과 S그룹에서 18년 근무했다. 1999년 우리나라에 한창 벤처 바람이 불던 당시에는 벤처 1세대의 부푼 꿈을 안고 사업을 시작했다. 그리고 다가올 고령화 사회를 먼저 맞이하기 위해 '실버산업'에 과감히 도전했다. '컴퓨터'와 '실버산업' 전혀 연관성이 없어 보이지만 자세히 따지고 들어가 보면 이처럼 잘 접목되는 분야도 드물다.

지금 대다수의 사람들이 컴퓨터를 TV보다 더 가까이하는 등 디지털 세상에 익숙하지만, 80~90대의 어르신에게 인터넷은 그야말로 판타지다. 이들에게 인터넷은 '갈 수 없지만 가고픈 세상', '가고 싶어도 갈 수 없는 세상'이다. 독자도 디지털 취약계층이라는 말을 들어본 적이 있을 것이다. 지금의 어르신들이 바로 대표적인 디지털 취약계층에 속한다. 21세기는 '정보의 바다에서 모르면 뒤처지는 세상'이다. 그런 인터넷 세상 속에서 어르신도 적응해야만 살아남을 수 있다.

그래서 나는 어르신들에게 컴퓨터의 지팡이 역할을 하기로 마음먹었다. 오늘날 내가 요양원을 운영하게 된 계기도 컴퓨터를 활용한 실버사업이다. 실버벤처사업과 요양원 운영 기간 합하여 20년이다. 지나온 20년의 세월을 돌이켜 보면서 의미 있고 소중했던 순간들을 독자들과 함께 공유하고자 한다.

2008년, 우리나라 노인장기요양보험제도 탄생
2020년, 노인장기 요양시설 지정제 도입
AI(인공지능), VR(가상현실), AR(증강현실) 등 4차 산업혁명시대에 선보일 요양원의 미래상

뭇 사람들은 요양원은 돈 버는 사업이고 망하지 않는 사업이며, 마음만 먹으면 누구든 할 수 있으며, 미래에 가장 주목받는 사업이라고 평한다. 과연 그럴까?

내가 지나온 고령친화사업 20년의 경험이 그냥 묻혀버리면 그동안의 내 삶이 '나만을 위한 삶'이 된다.

나의 후대가 시행착오를 겪지 않도록 조그만 디딤돌이 되고자 한다.

새벽녘에 산을 먼저 오른 사람은
산 이슬을 맞는 고통을 느끼지만
산 정상에 오르는 길을 열어줌으로써
뒤에 오는 등산객에게 안전하고 편안한 산행을 안내한다.

산에 오르기 전에 준비를 어떻게 하는지,
산에 오르면서 주의할 게 무엇인지,
산에 오르는 동안 등산객을 마주하면 어떻게 행동해야 하는지,

그리고,
산에서 내려올 때는 자기 자신에게 물을 수 있어야 한다.
'당신도 다음 사람에게 넘길 준비가 되었는가'라고 말이다.

그래서,
나는 오늘 산에 먼저 오른 사람으로서 이야기를 들려 드리고자 한다.

- 2021년 초봄에

목차

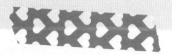

제1장

한국형 '노인장기요양보험제도'의 허와 실

2014년 ○○시청 평생교육원 정년퇴직을 앞둔 공무원을 대상으로 제2의 직업이란 주제로 강의를 열었던 적이 있다. 당시만 해도 '요양원'이라는 단어는 생소했다.

아마도 대부분의 사람에게 요양원은 '고려장'을 연상케 하는 단어였을 것이다. 치매/노망을 앓고 있는 노인을 모시는 곳, 자기 부모를 모시기 힘들어서 남에게 위탁하는 곳, 그리고, 그곳에서 일하는 사람들은 치매 노인들을 수발드는 사람. 그러니 그러한 요양원을 운영하는 내가 이상하게 보였을 것이다.

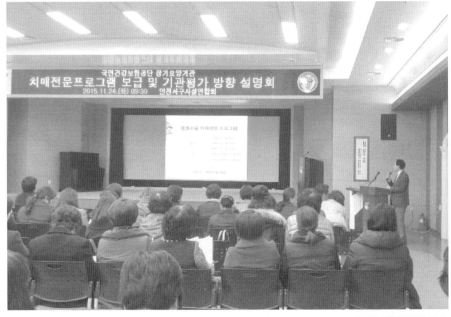

평생교육원강연 모습

한국형 '노인장기요양보험제도'의 탄생

우리나라가 처음 OECD에 가입했던 1996년 12월, 기존 OECD 선진국들은 Korea가 OECD의 각종 지표 평균치를 깎아 먹는다며 핀잔을 주었다. 한국은 OECD 가입 당시 시설 장기 요양서비스를 받는 65세 이상 노인 비율이 0.6%로서 OECD 평균(3~5%)치를 깎아 먹는다며 수치스러워했다. 당시 네덜란드 9.1%를 비롯하여 미국 5.2%, 일본이 3.2% 수준이었으니 고작 0.6%의 비율만을 기록했던 우리나라 정부로서는 당황스러웠을 것이다. 그 많고 많은 수치싸움에 노인시설 부양률까지 신경 써야 했으니 말이다. 그러나 당당히 OECD 회원국으로서 행사하기 위해서는 이러한 비난을 감내하고 복지 수준을 높여야 했다.

우선 첫 단계로 가깝고도 먼 일본을 보고 벤치마킹하기로 했다. 일본의 '개호보험' 당시 우리는 노인을 위한 사회보험의 내용을 단순히 파악하기에 급급한 나머지 무엇을 배우고, 어디부터 실행에 옮겨야 하는지 깊게 생각할 겨를이 없이 일단 모방이라도 해야 한다는 마음으로 접근했다. 그리고 우리 실정에 맞는 한국형 시회보험을 만들어 갔다.

　드디어, 2008년, 한국형 '노인장기요양보험제도'는 커다란 반향을 불러일으켰다. 우리나라 4대 사회보험(고용보험, 산재보험, 의료보험, 국민연금)에 곁들여 다섯 번째 보험(노인장기요양보험)이 탄생한 순간이다.

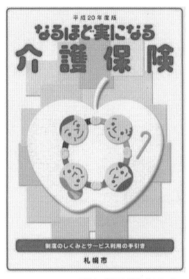

일본 개호보험 홍보 자료

　아마도 일본의 개호보험과 독일의 수발보험의 장단점을 보완하여 두 나라의 요양보험 제도의 중간 형태를 도입하기로 한 것 같다.

　이후 민간업체는 일본 개호보험 서적을 사다가 번역해서 운영 메뉴얼을 만들었다. 문제는 예산이었다. 일본의 개호보험 핵심은 노인부양책임을 가족에서 국가로 전환하는 것이다. 따라서 소규모를 제외한 대부분의 운영 시설의 주체를 국가에서 직영한다. 시설을 공사하고 제반 물품을 구입하는 것부터 지자체 예산이고 운영 자금도 결국 국가 예산이다. 대한민국의 국가 예산은 열악하기 그지없었다. 일본 개호보험을 따라 하기엔 예산이 문제였다. 치매 노인을 모시는 시설을 만드는데 소요되는 막대한 예산을 어찌 감당할 것인가? 전문위원과 공무원들의 고민은 시작됐다.

1993년 실명제를 도입한 이후 대한민국은 국가적 모라토리엄을 선포하였고, 1979년 2차 오일쇼크와 IMF 구제금융신청(1997년 11월)으로 국가 재정은 바닥이었다. 그래서 고안한 것이 새로운 형태의 '한국형 민간 위탁형 노인장기요양보험제도'였다.

민간자본을 끌어들여서라도 노인시설부양률을 높여야 했기 때문에 당시 우리나라로서는 이러한 정책의 탄생은 어쩔 수 없던 현실을 반영한 결과였다. 당시 정책수립 전문위원들은 수많은 토론과 반문으로 밤을 지새웠다고 한다.

"어느 민간인이 자기 부모도 안 모시려 하는데 그것도 수억을 들여 남의 치매 노인을 모시려 합니까?"

"한국 사람은 돈 앞에 장사 없어요"

"요양시설 운영자에게 수익을 보장해 주면, 민간인도 요양원을 개설할 것입니다"

"초기 시설자금도 없을 테니까 건물은 임대도 허용해서 요양원 진입장벽을 최대한 낮추면 가능할 것입니다."

"민간자본을 유치해야만 짧은 시간 내에 노인요양시설을 확충할 수 있습니다"

결국, 2008년부터 2013년까지 5년 동안은 요양원 설립이 어렵지 않았고 수익도 제법 창출할 수 있었다. 국가에서 지급하는 요양 수가도 높은 편이고 요양원을 한번 운영했던 사람들은 제2, 제3의 요양원을 설립해 나갔다. 그 결과 요양원이 전국적으로 우후죽순 개설하였다. 아마 초기 5년 동안은 '요양원을 하면 돈 된다'라는 소문 속에 난립하는 현상을 겪었다.

노인시설부양률도 많이 높아졌다. 2020년 기준으로 65세 이상 노인의 요양시설 입소율은 약 2%. 여전히 OECD 평균에는 부족하지만 10여 년 전보다는 많이 끌어올렸다.

그러나 문제는 국가 예산이다. 초기 5년 동안 요양보험 예산이 2조 넘게 흑자를 내더니 해가 갈수록 고갈되고 2020년에는 적자로 돌아서게 되었다. 2023년에는 약 10조 원의 적자가 예상된다는 통계도 있다. 정부는 고민하기 시작했다. 요양원의 난립으로 국가 예산에 문제가 생겨 버렸기 때문에 정부가 생각해 낸 대안으로는 이제는 역으로 요양원의 난립을 막을 수밖에 없었다. 노인장기요양보험 시행령, 사회복지사업법 등 관련 정책을 모두 개정해서라도 예산을 통제하라!

그렇게 됨으로써 결과적으로 세 가지의 대원칙이 만들어졌다.

- 첫째. 요양원에서 수익을 창출했던 영리사업을 못하게 막는

조항이다.

사업자등록증을 비영리기관(고유번호증)으로 바꾸고 모든 요양원 대표는 수익을 취할 수 없게 했다. 당시 정부가 설득한 명분은 요양원은 부가세를 내지 않아도 되고, 국세청의 세무조사가 없어진다는 것이었다.

– 둘째, 요양원 건물은 임대를 하면 안 된다

건물 소유자만이 개설할 수 있다는 조항으로 진입장벽을 높여 놓았다. 당시 정부의 명분은 임대할 경우 건물주가 나가라 할 때 치매 노인을 이동시키기 어려워 이를 미리 방지하자는 것이었다. 단, 섬 지역이나 산간지역에는 시설이 부족하니 지금도 임대를 허락한다는 예외조항을 두었다.

– 셋째, 시설의 개원에 대해서 지자체(시군구)에서 관리 감독을 강화한다는 것이다.

새로운 진입을 최대한 막고 기존의 부실한 시설은 정리하여 어르신에 대한 서비스를 향상시키고 국가 예산을 긴축재정으로 운영하겠다는 취지였다.

이후 신문/방송 어디서나 요양원의 추한 모습이 자주 보도되었다. 어르신의 인권 학대행위 심층취재, 주방의 비위생적 현장고발, 부정수급 행위 국가 예산 낭비 집중보도, 허술한 소방시설 화재 노출 등을 방송으로 접한 국민은 요양원에 대해 좋지 않은 이미지를 가지기 시작했다. 그리고 부모님을 요양원에 입소시키면 불효자식이라는 사회적 인식이 만연해졌다.

그렇지만 국정 통계를 살펴보면 상반된 모습이 보인다. 지난 노인장기요양보험 도입 10주년을 맞이하여 국가행정기관별 국민만족도 조사에서 최상의 평가를 받았고, 2020년 보호자를 대상으로 91.5%의 만족도를 받아 2014년 이후 최고 만족도를 기록하고 있다고 발표했다.

'노인장기요양보험제도'는 어르신의 삶은 물론 보호자의 삶에도 행복지수를 끌어 올렸음은 부인할 수 없는 사실이다.

그러나, 국가의 예산 부족으로 매년 발표하는 보건복지부 노인요양보험수가 인상률이 노동부 시간당 최저임금 인상률을 넘어본 일이 없었다. 앞으로 요양원의 규제정책은 더욱 심화될 것이라는 점은 부인할 수 없는 사실이다.

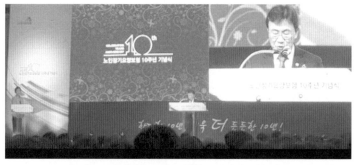

2018년 9월 보건복지부 주최로 열린 노인장기요양보험 10주년 기념식

요양원 운영의 성력화

　요양원의 경영에도 전산화의 필요성을 실감하고 젊은날 경험했던 컴퓨터 활용능력을 접목하였다. 이를 바탕으로 요양원 업무를 체계화시켰고, ERP 전산화시킨 자료를 보여 주며 설명했다. 이를 통해 정부의 운영지침을 반영한 정보시스템, 업무 분야별 서류 간소화, 직원의 복지정책과 노사 간 갈등 해소법 등을 소개했다.

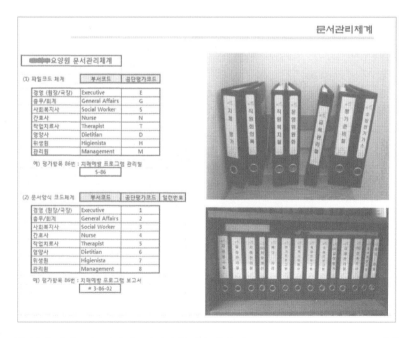

정년을 맞이하는 사람에게 요양원은 제2의 삶의 터전으로 검토할만한 가치가 있음을 설명했다.

"요양원은 또 다른 정년퇴임을 요구하지 않습니다"

"단, 수익을 올려서 돈을 벌어야겠다고 생각하면 요양원을 개설하지 마십시오."

"요양원 운영자로서 사회에 봉사하고 남이 힘든 일을 대신 해주는 희생정신이 있어야 합니다"

"반면 남은 인생, 자긍심과 삶의 보람은 느끼며 살아가실 수 있습니다."

강의가 끝나고 이틀이 지나자 다섯 분이 개인면담을 신청해 왔다. 나는 그때 그들의 숨소리를 들을 수 있었다. 평소보다 깊이 들이키는 숨소리가 순간순간 포개지는 희망찬 숨소리였다.

2019년부터는 요양시설이 신고제에서 지정제로 변경되어 요양원 개원이 더욱 까다로워졌다. 5층 이상 고층건물 요양원 허가 제한, 요양원 개설자의 신원조회 강화 등 요양원 개설의 진입장벽을 높였다.

하지만 우리나라는 세계에서 가장 빠른 초고령사회로의 진입(2025년 65세 이상의 노인 인구 비율 20%), 국민의 부모부양인식 감소, 사회복지/노인복지에 대한 기대감 등 관련 사회적 이슈가 지속되고 있다. 그러나 우리 정부는 이와 같은 사회현상에

역행하면서까지 요양원의 개설을 통제하고 있다. 베이비붐 세대 (1955~1963년)와 1980년대 초 폭발하는 인구증가를 막으려고 '아이 둘만 낳아 잘 기르기 운동', '셋째 아이부터 건강보험 제외' 등으로 산아제한을 강하게 밀어붙였다.

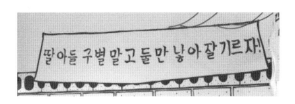

그로부터 20여 년이 흐른 지금 어떠한가?

인구 절벽현상으로 오히려 2021년에는 순수인구감소현상이 나타나면서 이제는 산아 장려운동을 밀어붙이고 있다. 이러한 과거의 정부정책을 분석해 볼 때 아마도 5~6년 후에는 기하급수적으로 늘어나는 치매 어르신을 모시는 시설이 부족하여 노인요양시설 개설 장려운동이 다시 일어날지도 모르는 일이다.

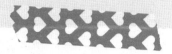

제2장

국민이 모르는 사회보험

요양원에 입소하신 어르신들은 자택에서 일정 기간 독립적으로 생활할 수 없는 사람으로서 대부분 치매 증상을 지니고 있다. 치매는 크게 알츠하이머와 뇌경색/뇌출혈, 그리고 파킨슨 세 가지로 분류할 수 있다.

알츠하이머는 베타 아밀로이드라는 작은 단백질이 과도하게 만들어져 뇌에 침착되면서 뇌세포에 영향을 주는 것이다. 초기에는 주로 최근 일에 대한 기억력에서 문제를 보이다가 언어기능이나 판단력 등 다른 여러 인지 기능의 이상을 동반하게 되다가 결국에는 모든 일상생활 기능을 상실하게 된다.

뇌졸중 혹은 중풍은 뇌의 혈관이 막혀서 혈액 공급이 차단됨으로써 뇌세포로 산소와 영양분이 공급되지 못하거나 뇌혈관이 터져서 출혈이 발생하면서 뇌가 손상되는 질환이다. 뇌의 혈관이 막히는 경우를 뇌경색증이라고 하고 뇌의 혈관이 터지면 뇌출혈이라고 한다.

파킨슨병은 신경 퇴행성 질환으로서 신경 세포들이 어떤 원인에 의해 소멸하게 되어 이로 인해 뇌 기능의 이상을 일으키는 질병이다.

알츠하이머가 유전적 성향이 높고 예방이 어렵다면, 뇌경색/뇌출혈은 운동이나 약 처방으로 사전 예방이 가능하고 진행속도도 다소 늦출 수 있다. 반면 파킨슨은 신경계 이상으로 몸이 굳어지거나 마비가 되어 기억력 감퇴 및 신체적 방향감각 등을 잃어버리는 경향이 많다.

이러한 의학적 원인과 증상, 대처방안은 전문서적에 명기되어 있어 여기서 자세히 논하지는 않겠다. 다만, 치매 어르신이 요양원에서 현재 어떻게 생활하고 있고 여생을 어떻게 지내시도록 할 것인가를 이야기하고자 한다.

우선, 보건복지부에서 치매 어르신을 모실 때, 가장 많이 사용되는 단어는 무엇일까?

바로 '잔존능력 유지'다. 이는 치매 어르신이 요양원에서 생활하면서 건강을 치유하고 회복시켜 다시 자택으로 복귀하는 것까지를 요구하지 않는다는 의미도 담겨있다.

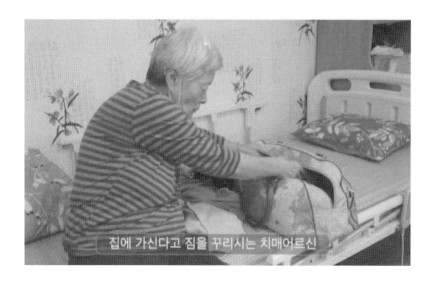

집에 가신다고 짐을 꾸리시는 치매어르신

의학적으로 질병을 크게 둘로 나누면 '급성질환'과 '만성질환'으로 구분할 수 있다.

급성질환 환자는 단기적 치료로 회복될 수 있으므로 병원에 입원한다. 만성질환 환자는 완치를 기대하지 않으며 일상생활 속에서 질환이 더욱 악화되지 않도록 조심하며 살아가는 것을 요구한다.

좀 더 쉽게 표현하자면 급성질환자는 대부분 육체적 질환으로서 의학의 발달과 함께 치유할 수 있고 만성질환자는 대부분 정신적 질환으로서 현대 의학으로는 완치할 수 없다. 이는 정확한 해석은 아니지만, 장기요양보험 인정 대상자를 선별할 때 적용되는 기준이다.

가끔 요양원으로 입소 문의가 들어 온다. 아버지가 교통사고로 병원에서 수술을 받았는데 퇴원하라 해서 요양원에 입소하고 싶다는 것이다. 요양등급인정서가 없는 보호자에게 약 20분 동안 장기요양보험제도의 취지를 설명해 드린다.

반대의 상황도 많이 있다.

"저희 어머님이 연세가 92살입니다. 약 6개월 전부터 헛소리를 하시고 밖에 나가시면 집을 못 찾아서 가족들이 매일 찾으러 다닙니다. 밤에는 화장실을 못 찾아서 방에다 대변을 보셔서 냄새가 나는데 가족들이 모두 지쳐 스트레스를 받고 있습니다. 요양원 들어가려는데 돈은 얼마나 드나요?"

"혹시 요양등급을 받으셨나요?"

"요양등급이 뭔가요?"

찾아오신 보호자에게 건강보험공단에 가서 물어보라고 할 수도 없다. 나는 30분을 할애해서 보호자가 이해할 수 있게 자세히 설명해 드린다.

Q: 요양등급은 없고 장애등급은 있는데 요양원에 입소할 수 있나요?

A: 요양등급은 노인장기 요양시설에서 활용되며, 장애등급은 장애인 시설에서 활용됩니다.

Q: 요양병원과 요양원, 무엇이 다른가요?

A: 요양병원은 급성기 질환으로 의사의 치료가 필요하거나, 중증환자로서 상시 의료진의 도움이 필요한 사람이 입원하는 곳입니다. 요양병원은 의료보험 대상자라면 누구나 이용할 수 있습니다. 반면, 요양원은 혼자 거동이나 독립적인 생활이 불가능하여 보호자가 함께 생활하기에 힘든 노인성 질환이 있는 사람으로서 건강보험공단에서 발급하는 요양등급을 받은 자에 한하여 이용할 수 있는 생활시설입니다.

어렴풋하게 이해하시곤 아직도 고개를 갸우뚱하신다.

우리나라 온 국민이 가입된 5대 사회보험제도, 정부에서 가장 자신 있게 이야기하는 정부 만족도 1위 '치매국가책임제'다.

하지만 현실은 '요양등급이 뭔가요?'다. 국민이 관심이 없는 건지, 아니면 정부에서 예산문제로 일부러 감추는 건지. 우리나라의 방송 매체/정보통신망체계는 세계적으로 매우 우수하다. 신문도 있고, 라디오도 있고 텔레비전 방송도 있고, 주민자치센터 홍보팀도 있다. 그런데도 이 사회보험제도에 대해서 모르는 사람들이 너무도 많다. 저자는 그냥 안타까울 뿐이다.

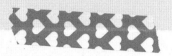

제3장

남은 인생의 동반자
'요양원'

이것만은 알고 준비하자

부모님이 늙으면 가족 중 누가 부양할 것인가 생각해 본 적 있는가? 1970년대만 하더라도 자녀가 당연히 부모를 봉양해야 한다고 생각하는 사회적 인식이 90%를 넘었다. 베이비붐(1955년~1963년) 세대들은 어린 시절 부모의 돌봄 없이는 자라날 수 없었기에 우리도 자라면 당연히 부모를 섬겨야 한다고 생각했다.

그러나 베이비붐 세대가 결혼하여 가정을 이루고 둘만 낳아 잘 기르자는 사회적 캠페인으로 대가족 형태는 무너지고 핵가족 형태로 변모하더니 2020년대에 들어서서는 자녀가 부모와 같이 살지 않고 독립하여 1인 가족형태로 바뀌었다. 이러한 사회적 변화는 부모를 모시는 부양의무를 약화시켜 우리나라 전통의 유교 사상인 '효'의 정신체계에 변화를 가져오게 했다.

부모가 늙어 경제활동을 할 수 없는 상태에서 가족이 봉양해야 한다는 사회적 인식이 우리나라 '노인장기요양보험제도'가 도입된 2008년에는 절반도 안 되는 40.7%로 하락하더니 2016년에는 30.8%, 2020년에는 1/4수준인 24.7%까지 하락하였다.

물론 노인이 된 부모세대도 자식과 함께 사는 것이 불편하여 스스로 꺼리는 것도 있지만 젊은 세대는 부모를 모시는 일을 힘들어 하고 싫어한다. 게다가 치매 증상이 나타나면 전문 요양시설에 위탁하는 것이 당연하다고 생각한다. 거동이 불편하여 온종일 침대에 누워 생활하고 정신적 질환으로 치매 증상까지 보이면 자식 세대들은 자기의 삶을 잃어버린다고 생각하기 때문이다. 자기 부모를 봉양하는 것을 꺼리는데 과연 남의 부모, 치매 증상에 침대 와상 상태 노인을 누가 책임지고 케어할 것인가?

요양원을 개설하고 운영하는 사람들은 어떤 사람들인가?

　사회봉사하는 자선사업가도 아니요, 수익을 창출하는 사업가도 아니다. 더욱이 요양원 대표는 최소 십억 원의 자금을 투자해야 개설할 수 있다. 선진국 노인요양시설처럼 준공무원 신분도 아니다. 2008년 장기요양보험제도가 도입되기 전까지만 해도 우리나라의 노인요양시설은 거의 재단법인 형태로 운영되었다.

　민간인이 자기의 토지를 재단에 투여하고 사회재단법인을 설립하면 국가에서 설비예산을 지원하고 국가 예산으로 운영하며 토지를 제공한 민간인은 재단 이사장으로 변신한다. 재단 이사장은 대부분 국가 예산으로 투자받고 국가 예산으로 운영하므로 당연히 재단 이사장이 재단 자산을 함부로 처분할 수 없다. 대신 재단의 운영권은 보장되며 자녀에게 권리를 자연스럽게 이양할 수 있다.

　그런데 2008년 노인장기요양보험제도를 도입한 우리나라는 민간 재산권 인정, 운영 수익창출 인정이라는 두 가지 조건을 제시하고 요양보험제도를 시작하였다. 민주 자본주의 국가에서는 자유경쟁체제를 인정하고 케어의 서비스 질을 향상시키는 자가 살아남을 수 있어 경영자의 정성과 전략이 필수요건이다. 이에 요양시설도 자본주의 기본원칙을 적용하며 서서히 사회에 정착하게 되었다. 치매 노인을 봉양하는 것이 힘들고 다소 지저분하더라도 수익이 생긴다는 목적이 있었고 언제라도 자기의 재산을 처분할 수 있다는 권리가 있었다.

그러나 2013년에는 요양원의 수익창출마저 금지되었다. 모두 비영리기관으로 고유번호증이 발급되었다. 2020년에는 요양원 개설이 신고제에서 지정제로 바뀌어 지자체의 심의를 거치지 않으면 개설할 수 없게 됐다. 심지어 6년에 한 번 재지정심사를 받아야 한다. 만약 지정심사에 불합격되면 자동 폐업 절차를 밟아야 한다.

2021년에 넘어서면서는 지정제의 권한은 지자체로 이관되고 우리나라 지자체는 새로운 조례를 통해 또 다른 통제수단이 검토되고 있다. 요양원을 한번 개설하고 나면 재산은 대표의 소유이지만 국가의 허락 없이는 재산을 처분하거나 매각할 수 없게 하는 것을 검토하고 있다.

물론 의결된 상태이거나 입법예고는 안 된 상태지만 민간인이 건물자산과 시설비, 비품 등 100%를 투자하고 정부가 운영비를 지원한다고는 하지만 민간인의 재산 처분권까지 통제한다는 것은 어떤 의미를 두어야 하는지 의심스럽다.

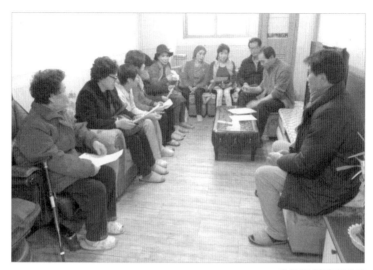

요양원 원장 간담회

이렇게 힘들고 어려운 사회적 상황 속에서도 요양원을 운영하려는 사람은 어떤 사람인가. 그리고 이들은 어떤 대우와 보장을 받아야 하는가.

우선 노인장기요양보험제도 제5의 사회보험이 탄생하기 전까지 운영되는 4개의 사회보험을 좀 더 살펴볼 필요가 있다. 국민건강보험, 국민연금, 고용보험, 산재보험, 4개의 사회보험 운영자와 관리자 모두 공무원이거나 공공기관 준공무원이다. 노인장기 요양기관 운영자의 경우에는 국가 예산이 없어서 민간자본을 끌어넣고 국가사회보험을 운영 중인 사람들이다.

그동안 민간인이 투자하여 치매 어르신을 케어한 결과 치매 어르신은 물론 가족 보호자의 삶의 질도 안정되고 많이 향상되었다. 최근 10년 동안 국가정책의 국민만족도 1위까지 끌어내는 등 훌륭한 업적을 함께 일궈낸 것이다.

최근 정치가의 공약 중 하나가 유치원 보육교사를 준공무원으로 처우하겠다는 것이다. 노인장기 요양시설도 유치원이나 다른 국가사회보험처럼 준공무원의 처우로 개선하는 것이 바람직하지 않을까.

요양원의 운영자는 어떤 자질이 필요할까?

많은 사람으로부터 요양원 개설에 대해 질문이 많이 들어 온다. 요양원을 개설하는 데 필요한 자금이 얼마나 되는지는 차치하고서라도 자격요건만을 살펴보면 현재까지는 의료인이나 정간호사, 사회복지사 자격이 있다면 개설은 가능하다.

자격증이 있다고 해서 모두 요양원을 운영할 수 있는 자질까지 완비됐다고는 보기 힘들 것이다. 앞서 말한 것처럼 요양원의 하루는 힘들고 고되다. 따라서 요양원을 운영하기 위한 성격이나 자질, 그리고 연령대, 공동운영 등에 대해 살펴보고자 한다.

요양원의 운영자 연령이 중요하다

　노인장기요양보험 혜택을 받고 있는 치매 어르신의 평균 연령은 2018년도에는 약 81.5세였다. 점차 의학이 발달하고 주거환경이 좋아지고 있으므로 입소자 연령대가 더욱 높아질 것으로 예상한다. 이러한 입소 어르신의 입소시설을 선정하는 사람은 어르신이 아니라 보호자, 즉 자녀이며 요양원의 실제 고객은 입소자의 자녀가 된다.

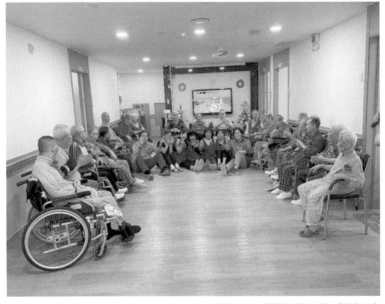

어르신과 직원이 하나 되는 현장 모습

입소 요양원을 결정하는 것도 자녀이지만 입소 후 어르신을 생활에 관심을 갖고 상담하거나 일이 생길 경우 함께 헤쳐나가는 것도 자녀다. 실제 고객인 자녀의 연령대는 대략 50대, 많게는 60대 중후반도 있다. 이런 연령대의 고객에 대응하자면 고객의 눈높이를 맞추어야 한다. 보호자와 사회적 공감대를 갖고 서로를 이해하려면 동일 세대가 적당하다. 즉, 요양원 운영자는 50세 ~60세가 최적이라 할 수 있다.

보호자 역시 자신의 부모님을 모시는 운영자가 너무 젊어서 개인주의 성향이 강한 사람은 다소 꺼려지고 어느 정도 정성이 들어가려면 자기 부모를 모시는 기본자세가 되어 있는 동년배이기를 기대한다.

보호자의 눈높이를 맞추는 이유 이외에도 또 다른 이유가 있다. 입소 어르신을 최전방 현장에서 케어하는 요양보호사의 연령대를 살펴보면 50~60대 전업주부였던 여성이 가장 많다. 30~40대 여성은 자기의 자녀가 학업에 열중하는 중고등학생이라서 경제적인 활동보다는 가정의 뒷바라지에 신경을 써야만 한다. 남편 배우자도 아직은 경제능력이 있어서 외조보다는 내조에 많은 시간을 투자한다. 더욱이 그 정도의 연령대는 다른 경제적 활동을 하기도 하고 자기의 취미생활이나 여가를 즐기려는 성향이 강하다. 50대 나이를 넘어서면 남편의 경제적 입지도 흔들리고 맞벌이를 해야 가정이 운영되는 경우가 많다. 자녀들도 부모와 함께 있기를 꺼리고 각자 자기의 영역에서 독립적인 생활을 할 시기다.

　이러한 요양보호사를 지시하고 관리하기 위해서는 동년배이거나 다소 윗사람이 되어야 효율적이다. 너무 젊은 사람이 입소노인을 케어하는지 지시하거나 참견한다면 상당한 거부감을 느낄 것이다. 요양원 관련 단체, 협회, 공단의 세미나 모임에 가보면 대부분이 50~60대 연령대다. 어쩌다 젊은 사람이 모임에 나타나면 신선한 바람으로 여기고 환호하며 하나라도 가르쳐 주려는 경향이 있다.

　향후 젊은 세대가 경험을 축적하여 요양원 업계에도 건전한 세대교체가 이루어지길 바란다.

요양원 운영자의 성격에는
어떤 사람이 적합할까?

우선 내성적인 사람 보다는 외향적인 성격의 소유자가 적당하다. 직원과의 관계도 원만하고 처음 만나는 보호자를 대할 때도 상냥한 자세를 지니는 것이 중요하다. 요양원에서 힘들고 험한 사건이 발생할 때 능동적이고 적극적인 태도 역시 도움이 된다. 너무 고민하고 소극적이라면 운영자 자신이 스트레스를 이겨내지 못하고 끝내 주저앉을 것이다.

입소한 어르신들은 80~90세 연세에도 누가 이곳의 주인이고 높은 사람인지 느낌으로 안다. 요양보호사나 다른 직원이 달래고 이해시켜드리는데 한계점이 오면 최종적으로는 운영자 대표 책임자가 해결해야 한다.

부드럽게 이야기해서 정상적인 생활로 돌이키기 위해서는 외향적이고 슬기로운 성향이 필요한 곳이다. 입소 어르신은 어떤 일을 해결할 때는 옳고 그름보다는 정서적으로 이해하고 인간적인 화합으로 해결되는 경우가 대부분이다.

이때도 하나하나 따지고 명확하게 선을 긋는 방법 보다는 인간적인 정으로 다가서야 하는데 이런 성격은 한마디로 넉살이란 것이 필요하다. 입소한 할머니들에게는 중년 남자의 넉살이 어울리고, 할아버지를 달래는 일에는 중년 여성의 넉살이 특효약이다.

그리고 부부가 함께 요양원을 운영한다면 상당한 시너지 효과가 있다. 요양원을 운영하다 보면 너무도 다양한 일들이 벌어진다. 아마 재래시장의 가판대 상인에게 일어나는 일보다 훨씬 다양할 것이다.

집에 간다고 매일 문앞에서 벨을 누르는 치매 어르신, 온종일 침대에 누워서 대소변을 배변하는 어르신, 조금 전에 점심 식사하고 앉아계시다가 언제 점심 주냐고 물어보는 할머니, 목욕할 때 물이 차갑다고 욕설을 하며 물바가지로 때리는 고집 센 할아버지, 같은 방에서 전깃불 끄라는 어르신과 또 옆에서는 켜라고 싸우시는 동료 어르신, 기침 소리 들리면 시끄럽다고 쫓아내라는 할아버지 등 너무도 다양한 사건 사고들이 자주 일어난다.

상황에 맞게 남자 원장이나 여자 원장이 나눠서 대응한다. 보호자와 상담할 때도 아들이 상담 오면 여자 원장이 대응하고, 어르신 따님이 상담 오면 남자 원장이 대응하는 것이 결과론적으로 효과적일 때가 많다.

요양원의 사무행정 처리는 정보처리에 능숙한 남자가 어울린다면 주방의 식자재 구입이나 자금관리는 여자의 세심한 성격이 적합하다. 직원관리에서도 요양보호사의 내면세계에 관련된 고민 상담은 동성의 여자가 편안하게 느껴질 것이며 급여문제나 노무 관련 문제 등 합리적 접근은 남자가 설득력이 강하다.

물론 부부가 같은 사무실에서 근무하는 일은 피곤하다. 사소한 일로 다투는 경우가 허다하기 때문이다. 집부터 사업장에 이르기까지 하루 24시간을 함께 있다는 것은 쉽지가 않다. 서로 참고 서로 이해하고 6년이란 세월이 흐르고 나니 이제는 일을 해결하는데 시너지효과가 있음을 느낄 정도로 편해졌다.

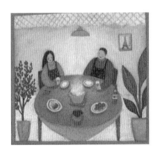

반대로 남과 동업을 하는 것은 어떨까?

저자는 약 6개월 동안 동업형태로 요양원을 운영해본 경험이 있다. 지금 와서 생각해 보면 혹독한 경험이었다. 동업이 결코 쉬운 일이 아니라는 것을 몸소 경험했기 때문이다.

동업이란 무엇일까? 동업은 하나의 사업을 영위하는데 혼자서 하기에 부족함을 메우려는 목적으로 시작한다. 한 사람은 기술이 있다거나 또 다른 사람은 영업을 잘한다거나, 아니면 어떤 사람은 돈만 많다거나 궁극적으로 합치면 시너지 효과가 나야 동업을 한다.

그렇다면 요양원을 운영하는 데 필요한 자원은 무엇이며 부족한 부분은 무엇일까. 동업하는 사람은 자기가 부족한 부분을 채워 목적을 달성하려 한다. 사업 목적은 대부분 '영리 추구'이다. 수익을 창출하지 않는 요양원이라면 부족한 자원이란 것이 자금 이외는 없다. 동업자 두 사람 중의 한 사람이라도 영리를 추구하려 한다면 큰일이 발생한다. 요양원은 대원칙이 비영리기관이기 때문이다.

동업을 통해 수익을 창출하고 이를 분배하는 것이 목적이라면 시작조차 하지 말아야 한다. 본인은 요양원 운영 경험자이기 때문에 요양원이 비영리기관이란 것을 인식하고 있었지만 좀 더 규모 있는 요양원을 운영하고 싶어 자금력이 있는 사람이 투자해 주길 기대하고 있었다.

저자가 만난 동업자는 훗날 자녀에게 요양원을 증여하고 싶어 요양원 경험자를 찾고 있었다. 하지만 여기서 간과했던 문제는 동업자는 수익을 창출하기 위하여 요양원 운영을 너무 각박하게 운영하려 했다는 점이다.

결과적으로 직원도 불만이고 보호자도 보기에 민망한 결과가 도출되었다. 알뜰한 경영이 잘못된 처사는 아니다. 하지만 요양원은 비영리기관임을 잊어서는 안 된다. 공단청구금액 즉 수입금은 해당연도에 요양원 운영으로 전액 집행되어야 한다.

동업자와의 결과는 어떠했을지 불을 보듯 뻔하다. 우리는 결국 결별했다. 비영리기관 요양원에서 동업이란 어울리지 않는다는 점을 다시 한 번 깨달았다.

설령 개원 자금이 부족하면 규모를 줄이거나 금융권을 활용하는 것이 더 옳을 것이다.

비록 반년이라는 세월이었지만 동업은 나의 실수였다. 그리고 이 경험은 나에게 큰 가르침을 주었다.

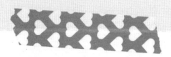

제4장

요양원의 풍수지리

2008년도 장기요양보험제도가 도입되면서 요양원이 혐오시설로 인식되어서 그런지 당시에는 대다수의 요양원이 한적한 곳에 자리를 잡은 경우가 많았다.

  필자가 처음 요양원을 개설한 곳 역시 서울서 한 시간 이내 거리인 경기도 ○○○시에 있는 곳이었다. 다소 외진 곳이지만 시청이 가깝고 건강보험공단도 승용차로 15분 거리였다. 대외적으로 홍보할 때 이러한 지리적 위치를 강조하며 '어르신들에게 건강을 지켜드리려면 물 좋고, 공기 좋은 곳'이여야 한다고 목소리를 높였다. 물론 어르신의 건강을 위해서 도심보다는 한적한 곳이 좋은 건 사실이다.

201■년 시도별 고령(65세 이상) 인구 분포

구분	총 인구	고령 인구	구성비 (%)
서울	9,631,482	928,956	9.6
부산	3,393,191	397,130	11.7
인천	2,632,035	232,199	8.8
대구	2,431,774	251,516	10.3
광주	1,466,143	133,137	9.1
대전	1,490,158	131,015	8.8
울산	1,071,673	75,113	7.0
경기	11,091,716	998,567	8.9
강원	1,463,650	226,411	15.5
충북	1,495,984	207,959	13.9
충남	2,000,473	310,481	15.5
전북	1,766,044	289,584	16.4
전남	1,728,749	352,960	20.4
경북	2,575,370	430,483	16.7
경남	3,119,571	391,348	12.5
제주	528,411	67,808	12.8
합계	47,886,424	5,424,667	11.3

자료: 통계청 '인구주택총조사, 201■'

■■ 대상지역 고령인구 분포

지역	총 인구	고령 인구	구성비 (%)
서초구	385,917	32,730	8.5%
강남구	517,933	39,633	7.7%
송파구	634,362	48,767	7.7%
강동구	457,345	36,986	8.1%
광진구	355,483	29,694	8.4%
구리시	182,492	14,868	8.1%
남양주시	521,666	49,928	9.6%
합계	3,055,198	252,606	8.3%

요양원 낙상사고 분석

년도		연령대별		다친 부위		발생장소		병명	
2008년도	13건	60대	13.3% (8건)	다리, 발	35.0% (21건)	침대	30.0% (18건)	골절	61.7% (37건)
2009년도	15건	70대	25.0% (15건)	머리, 얼굴	33.4% (20건)	화장실	16.6% (10건)	열상	20.0% (12건)
2010년도	15건								
2011년도 (1-9월)	17건	80대	41.7% (25건)	가슴, 배	10.0% (6건)	바닥	8.3% (5건)	타박상	5.0% (3건)

전국 시도 인구와 65세 노인 인구 비율 (통계청, 인구주택 총조사)

그러다 5년이 지났을 무렵 요양원은 도심으로 밀려들어 오기 시작했다. 우선 가족/보호자가 면회를 올 때 편리해야 한다는 이유에서였다. 무엇보다도 어르신이 몸이 불편하면 즉시 병원으로 이송될 수 있어야 한다.

또한, 직원들은 시청에 자주 방문해야 하고, 건강보험공단에 각종 교육이나 지침을 받아야 한다. 은행도 가까워야 하고 우체국도 정기적으로 드나들기 쉬워야 한다. 식자재 구입을 위해 시장이나 대형 마트도 인접해 있어야 하고 약국, 문구점 등 다양한 사회적 자원을 활용하는 데 접근성이 좋아야 한다.

하지만 제일 중요한 요인은 따로 있다. 그건 바로 직원의 출퇴근 편리성이다. 통상 입소 어르신이 100명이라면 직원은 60명이 넘는다. 그 많은 직원이 매일 오고 가야만 하는데 요양보호사는 대부분 예전에 전업주부였고 지금도 출퇴근에 대한 부담감이 크다. 따라서 요양보호사에 있어 급여보다는 출퇴근 접근성이 최우선의 조건일 것이다.

요양원에서 요양보호사의 직책은
얼마나 중요한가?

입소한 어르신은 안락하고 기분 좋게 생활하기를 원한다. 그렇다면 누가 그런 분위기를 조성해야 할까. 요양보호사의 손과 발, 그리고 따뜻한 말 한마디, 미소 지으며 웃는 모습 등 이런 케어 서비스는 요양보호사의 마음가짐에서 우러나오기 마련이다.

우수한 요양보호사를 모셔온다면 우수한 요양원이 자동으로 만들어진다. 접근성이 좋아 우수한 요양보호사를 채용할 수 있다면 공기 좋고 물 좋은 한적한 요양원보다 어르신과 가족에게 만족감을 제공할 것이다. 한마디로 최전선에 일하는 요양보호사의 서비스가 최고의 경쟁력을 좌우한다.

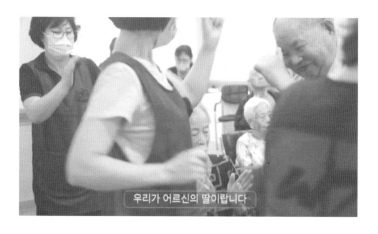
우리가 어르신의 딸이랍니다

이러한 이유로 이젠 요양원이 도시로 점차 몰려들고 있다. 한적한 곳에 있는 요양원은 직원을 구할 수 없어 셔틀버스를 운영하거나 직원 기숙사를 제공해야만 요양보호사를 구할 수 있게 되었다. 그리고 이러한 요양원은 서비스 경쟁력에서 뒤지면서 결국 공실이 많아 운영이 힘들어지기 마련이다.

요즘 대로변에 있는 대형 건물을 보면 건물마다 요양원, 주간보호, 재가센터 등 요양 관련 시설이 눈에 띈다. 심지어 한 건물에 2~3곳의 요양원이 함께 운영 중인 곳도 많다.

접근성에 대한 영향은 다른 측면에서도 찾아볼 수 있다. 서울은 땅값과 건물 가격이 너무 높다. 서울에서 요양원을 할 만한 건물을 구매하려면 수도권의 3~4배에 달하는 자금이 필요하다. 또 그렇다고 해서 요양원에 걸맞은 부지를 찾기도 힘들다.

어렵게 서울에 요양원을 낸다고 해서 수입은 올라갈까? 그렇지도 않다. 국가에서 운영하는 장기요양보험제도의 수가, 즉 요양원의 수입은 전국이 동일하다. 서울이건 강원도 산골이건 섬 지방이건 입소자 1인당 보험수가는 똑같다.

서울에서 50명을 케어하는 요양원이나 지방에서 50명을 케어하는 요양원이나 전용면적 350여 평을 확보해야 하고 이런 규모를 구매하려면 어림잡아 5배 이상의 예산이 필요하다. 심지어 요양보호사의 인건비 수준까지 고려한다면 서울에서 요양원을 하는 것은 어리석은 일 일지도 모른다.

그렇다고 서울에 고령자가 없는 것도 아니다. 서울에 거주하는 노인, 그리고 부양가족은 요양원을 찾아다니며 입소예약을 해야만 한다. 서울 어느 구청에서 운영하는 구립요양원은 250명이 대기 상태라는 말도 들었다.

하는 수 없이 찾아 나선 곳이 서울에서 가까운 수도권인 경기도다. 서울 중에서도 부유층이 많은 강남 3권에서 멀지 않은 남양주시는 교통도 편리하지만, 공기도 좋고 경치도 좋아 가족이 주말 드라이브하듯 부모님을 찾아뵐 수 있어 주목을 받고 있다. 우리나라에서 단일 지자체로 가장 많이 밀집되어 있고, 친고령 요양시설의 시범사업지로 선정되기도 했다.

유사한 현상이 나타나는 또 다른 지역은 고양 일산지역이다. 교통이 워낙 좋아 어떤 요양원은 입소 정원의 70~80%가 서울 거주자다. 하지만 해당 시 담당자는 요양원을 혐오시설로 구분하고 신규 개설을 강력하게 제한하고 있다.

규제 방안은 다양하다. 건물의 5층 이상에 있는 요양원은 개설조건이 매우 까다롭다. 동일한 건물에 이미 요양원이 있다면 이 또한 규제대상이다. 나아가 다른 지역에 거주한 노인을 정원의 30% 이상을 입소하지 못하게 하는 방안도 강구 중이다.

좀 더 현실적인 입지조건을 살펴보자

값비싼 대로변 건물에 요양시설을 개설할 이유는 없다. 차 타고 지나가다 요양원 간판을 보고 상담을 하는 경우 역시 매우 드물다. 입소할 수 있는 요양등급 인정서를 받으면 건강보험공단에서 제공하는 팸플릿 혹은 요양시설 명부를 하나씩 받을 수 있다. 거기에는 어떤 요양원이 우리 집에서 가까운지, 공단에서 평가하는 점수가 얼마인지, 요양시설의 규모가 얼마나 되는지 상세히 나와 있다.

대부분의 보호자는 그런 정보를 활용하여 입소기관을 선정하곤 한다. 요양보호사, 간호사 등 직원이 출퇴근하기에 큰 차이가 없어 우수한 직원을 채용할 수 있다. 결국, 대로변 비싼 건물 보다는 한두 블록 들어간 다소 호적하고 저렴한 건물이 적격이라할 수 있다.

또한, 고층일수록 건물 구입가를 낮출 수 있다. 하지만 국가에서는 5층 이상 건물에 요양원을 개설하지 못하게 규제하고 있다. 하지만 규제하는 이유가 명확하지 않아 많은 요양원 종사자들에게 비판의 대상이 되곤 한다. 정부가 규제하는 가장 큰 이유 중에 화재 시 대피하기 쉬워야 한다는 조항이 있다. 그러나 가만히 생각해 보면 고개를 갸우뚱거리게 한다.

일반 젊은 사람들도 불이 나면 계단을 이용하여 옥상으로 피신하거나 결국 소방관의 도움 없이는 대피가 어려운 상황이다. 치매 노인이나 침대에 누워 있는 와상 어르신이 3층이나 4층에 머물러 있다고 5층 이상의 노인보다 쉽게 대피하기는 현실적으로 곤란하다.

2층에 있는 요양원이라고 치매 어르신이 계단을 이용하여 올라가지도 않는다. 2층이건 10층이건 모든 노인은 엘리베이터를 이용한다.

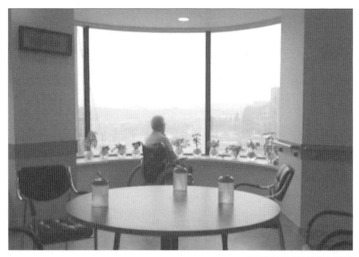

조망권이 확보된 요양원

사실 고층에 있는 요양원은 단점보다는 장점이 많다. 그중 하나가 조망권이다. 외출이 제한되는 입소 어르신에게 조망권은 더할 나위 없는 최상의 권리다. 사시사철 계절의 변화를 느껴 볼 수 있고, 가족이나 친지가 생각 날 때면 먼 곳을 바라볼 수 있다는 것은 요양원에서 생활하는 어르신에게는 유일한 위안으로 다가온다.

　따라서 아주 특이한 경우를 제외하고 고층에 소재한 요양원에게 감점을 주는 것은 재고할 필요가 있다.

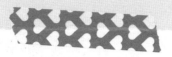

제5장

내부 동선의 중요성

2019년 7월, 요양원 인테리어 전문업체에서 설계도면을 보내왔다. 바닥에 먹줄을 튕기는 소리에 달려가 보니 내일이면 벽체를 쌓을 거란다. 설계도면은 누가 봐도 멋들어졌다. 이대로 시공만 되면 아름다운 실내공간이 나올 수 있을 것 같다며 설계디자이너는 자신감 있게 웃는다.

"제가 열 번 넘게 요양원 설계를 해준 베테랑이에요"라며 잘난체까지 한다.

그러나 결과적으로 그 설계도면은 엉터리였다. 요양원을 직접 운영해보지 못한 사람이 책상에서 삼각대로 그린 탁상행정의 전유물이었던 셈이다. 어르신들이 화장실 갈 때 얼마나 안전하고 쉽게 갈 것인가, 하나의 생활실에 몇 명이 거주하도록 하는 게 좋을까, 어르신들이 외출하지 못하는 현실 속에서 조망은 확보되어 있나 등과 같은 세밀함이 부족했다. 그리고 가장 중요한 요양보호사와 간호사의 동선 역시 부족했다. 한 시간에 어르신의 생활실을 수차례씩 들락날락해야 하는데 여성의 몸으로 절대 감당할 수 있을 만한 거리가 아니었다. 현장 감각이 없는 디자이너가 설계했다는 것이 한눈에 들어왔다.

'지금까지 요양원 운영 경험이 없는 사람이 시공을 맡았단 말인가'라는 생각이 뇌리를 스쳤다. 지금쯤 그런 요양원에서 일하는 직원의 고통 소리가 들리는 듯하다. 결국, 저자가 기본적인 설계를 잡아 주기로 했다.

도면을 작성하기 전 반드시
고려해야 할 사항

　요양원 생활실이 4인실 이내여야 하므로 4인실을 몇 개 만들고 3인실, 2인실, 홀로 생활해야만 하는 어르신을 위한 독실을 확보해야 한다. 할아버지와 할머니가 함께 생활할 수 없으므로 숫자의 조합도 잘 맞춰봐야 한다. 게다가 유닛케어시스템을 구현하자면 요양보호사와 간호사가 각각 어르신 몇 분씩 맡아 케어해야 하는지 등의 사항까지 설계도면 작성하기 전에 구상되어야 한다.

　어르신마다 성격, 신체적 특성, 한평생 살아온 삶의 환경 역시 각기 천차만별이기 때문에 이 역시 반드시 설계도면에 고려해야 한다. 생활실에서 나오면 삼삼오오 모이는데 어르신들도 친분과 호감도에 따라 소그룹으로 분리되어 생활하신다. 커다란 홀 하나에 모두 모이게 만든 초기 설계도면은 그야말로 현실을 무시한 설계도면이라 할 수 있다.

　처음엔 인상을 찌푸리던 디자이너가 자존심을 죽이더니 다음 날 내가 준 기초설계를 바탕으로 전문가답게 도면을 재작성해서 가지고 왔다. 주방에서 배식가가 이동하는 동선, 어르신이 급하게 화장실 가려 할 때 안전하고 빠른 동선, 어르신들이 호출할 때 요양보호사가 즉시 대처할 수 있는 동선 등 세심하게 점검했다. 프로그램실은 소그룹 진행과 외부공연단의 대규모 진행을 감당할 수 있도록 인테리어 설계도면을 구성했다.

나도 미안한 마음이 들어 커피 한잔을 직접 타서 디자이너에게 주며 다시 설명했다.

"서운해 생각 마세요, 그냥 제 생각대로 설계하고 싶었습니다."

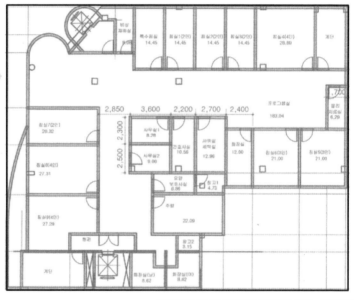

효율적인 동선 설계 (아름다움보다는 편리함)

이 설계디자이너는 훗날 또 다른 요양원을 설계할 때 이런 점을 반영했고 개원하고 난 후, 원장들에게 칭찬을 들었을 때 비로소 요양원 전문가가 되었다고 자랑할 수 있었다.

이처럼 요양원의 인테리어는 단지 멋만을 추구하지 않는다. 아름다움보다는 편리함이 우선이기 때문이다.

ABC 요양원 개원 일정

작성일 : 201X-01-12

요양원 개원 D-6개월 마스터플랜

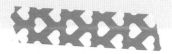

제6장

요양원 개원전략

요양원 인테리어 공사의 경우 통상 반년의 시간이 걸린다. 소방시설, 장애인시설, 난방시설, 냉방시설 그리고 전기와 가스공사 등 어르신의 안전을 위해 완벽한 점검을 받아야 한다.

공사를 전문가에게 맡기고 나면 나는 무엇을 해야 할까. 물론 요양원에 필요한 어르신 용품, 침대, 비품, 주방용품, 소모품, 행정 서류, 등을 구입하는데 적잖은 자금도 확보해야 하고 직원도 먼저 채용해야만 한다. 그런 일상적인 준비행위를 소홀히 해서는 안 된다. 그러나 이러한 업무는 누구나 요양원을 준비하는 사람이라면 당연히 해야 하는 절차에 불과하다. 요양원을 개원하기 위해서는 조금 더 앞을 보고 준비하는 자세가 필요하다.

2012년 가을, 나는 정성스레 선물용 음료수 박스를 10개 정도 사서 차 트렁크에 실었다.

같은 시에 소재하고 있는 요양원의 문을 노크했다.

"인근에 요양원을 개원하려고 준비하고 있습니다."

"우선 인사를 드리려고 합니다. 이 지역이 생소하고 요양원을 잘 운영하신다길래 노하우 한 수 배우고 싶습니다."

그곳 원장님은 어리둥절한 모습으로 인사를 받고

"반갑습니다. 장기요양보험제도가 생긴 지 얼마 되지 않아 저희도 잘 모르지만, 우린 이렇게 운영하고 있습니다"라며 설명을 시작했다.

열 곳의 요양원을 방문하면 7~8곳의 요양원 원장은 요양원 초년생이었던 나의 모습을 보고 한 수 가르쳐 주듯 뿌듯한 표정으로 시간을 내주었다.

사회복지사와 간호사의 신분을 가진 원장들은 남에게 베푸는 기본적인 소양을 지니고 있어 따스함이 묻어나곤 했다. 대략 30분 정도의 인사를 나누고 음료수 한 박스 선물을 건네니

"요양원을 개원하기도 전에 이렇게 인사를 다니는 사람은 처음 봅니다. 개원하시면 협회 모임에 자주 나오시고 많은 정보도 나누시지요"라며 반가워했다.

당시 본인은 하루에 두세 곳 방문하고 그때그때 얻은 정보를 일기장 적듯이 기록하였다. 한 달 가까이 지나고 나니 당시 그 지자체에서 운영 중이던 87개 중에서 50여 개 요양원을 방문했던 것 같다.

그런 효과는 개원하면서 즉시 나타났다. 지역 원장들이 입소문으로 듣고 협회 모임과 소그룹 모임에 와달라는 초청이 왔다. 그리고는 입소상담에 여력이 있는 원장은 우리에게 입소할 어르신을 추천도 해주고 개원 초기에 필요한 정보를 아주 빠르게 전해 주곤 했다.

방문하는 대상은 요양원뿐만이 아니다

입소시설이 아닌 재가센터, 주간보호센터에 더 많은 공을 쏟았다. 재개센터에서 케어받고 있는 어르신이나 주간보호센터를 다니시는 어르신은 머지않아 요양원에 입소하는 잠재고객이기 때문이다.

입소상담 발생유형 및 성공율 분석

상담 유형	발생 건수	성공 건수	성공율 (Hit Rate)	비 고
직접 방문	43	12	0.279	인근 주민 / 플래카드 효과
시설 추천	39	26	0.667	휴먼에버, 재가센타, 주간보호센타
인터넷 검색	86	5	0.058	대부분 전화상담, 방문율 15%정도
보호자 추천	14	8	0.571	입소 어르신 입소문
직원 추천	7	5	0.714	
정■림 이송	8	5	0.625	
기 타	11	5	0.455	공단/시청 교육과정 추천
합 계	208	66		

- 개원 이후 4개월간 발로 뛰는 영업 (재가센터/요양시설 직접방문영업)으로 많은 입소실적 올렸으나,
- 지난 6월 이후 수익위주영업 (본인부담 상향조정) 와 시설 직접방문영업을 소홀히 하여 영업실적이 부진하였음.
- 최근 중대형 요양시설이 대대적으로 개원하며 동일 상권 일대 가격출혈경쟁이 심각해짐 (할인 영업)
- 이제 2단계 영업전략이 추진되어야 함
  (1) 온라인영업(인터넷홍보)는 문의는 많으나, 실적 (Hit 율)이 매우 낮아 실효성이 떨어짐
  (2) 내부직원 (신○수, 이○영, 이○수) 모두 자신이 없어하고 만남도 피하며, 현재까지 한 건의 실적도 없음
  (3) 개원초기처럼 관련 시설을 직접 순회하며 영업하는 것이 실질적이고 효과도 빠름
  결국 요양원영업은 지역사회를 대상으로 하는 영업이고, 사람간의 관계가 제일 중요함
  하루 한군데 이상 시설방문전략이 시급함.

동일한 요양원은 경쟁구조이지만 재가센터나 주간보호센터는 서로 공생관계이기에 더욱 친분을 쌓을 필요가 있다. 여기에 요양보호사 교육센터와 요양복지용품 판매업체를 방문한다면 더욱 효과가 좋을 것이다.

당초 72명 정원을 채워 만실을 하기까지 10개월을 예상했다. 하지만 개원 전에 동종업체 방문 효과는 상상을 못 했을 정도로 대단했다. 개원 5개월 만에 65분의 어르신을 모시게 되었다. 한 달에 13명의 입소자가 들어 왔다. 일주일에 3명인 셈이다. 즉, 하루건너 한 분씩 입소한 것이다.

입소 영업실적 및 분석

(1) 월별 입소 실적

1월	2월	3월	4월	5월	6월	7월	총계 66명
6명	16명	16명	8명	14명	4명	2명	

(2) 퇴소 현황 (총 14명)

- 사망 어르신 : 이0열, 박0남, 노0자 (3명)
- 보호자 이사 및 가족불화 : 오0자, 노0조, 조0례, 이0웅 (4명)
- 요양병원 이송 : 이0호, 김0이, 김0찬, 김0순 (4명)
- 기타 사유 : 박0녀, 김0운, 이0복 (3명)

(3) 현재 입소 어르신 현황 (총 52명)

구 분	1등급	2등급	3등급	일반	합 계
할머니	2명	5명	27명	4명	38명
할아버지	2명	5명	7명	0명	14명

본인은 입소한 상담을 통계표로 작성해 보았다. 우선 총 상담 건수가 96명이었다. 96건의 상담 중에서 65분이 입소했으니 성공 히트율이 67%다. 상담 형태를 분류해 보니 동종 요양관계자 추천이 51건으로 가장 많았고 간판이나 전단지가 12건, 직원의 지인이나 먼저 입소한 어르신의 가족이 추천이 16건, 인터넷 검색이나 요양원 홈페이지를 통해 찾아온 경우 17건 순으로 집계됐다.

하지만 간판, 전단지, 인터넷, 홈페이지로 상담 온 건수의 성공률은 5% 내외이며 동일업종 요양시설 추천 상담의 성공률이 75%를 넘었다. 결과적으로 개원하기 전에 지역 요양원을 먼저 방문한 것이 엄청난 결과를 낳은 것이다.

훗날 다른 지역으로 넘어와 새로운 요양원을 개원했다. 지난번 경험과 노하우를 바탕으로 동일하게 방문하기 시작했다. 그 또한 예상이 벗어나지 않았다. 26인 정원의 요양원을 2.5개월 만에 만실을 채웠다. 남들이 믿기지 않는 표정을 지을 정도였다.

이러한 사전홍보 활동은 요양원 운영에 매우 큰 역할을 차지한다. 하지만 사전홍보 활동은 단순히 어르신 입소를 위한 영업 행위뿐만 아니라 다양한 관공서의 까다로운 관리 감독을 효율적으로 대처하기 위해서는 동종 요양원끼리 정보를 나누고 행사도 공동으로 펼치는 것이 도움된다.

동일업종 간이라도 서로 나누고 합치면 득이요, 위험요소를 최소화하는 처세술이 되기 때문이다. 여기서 간과해서는 안 될 사항이 있다.

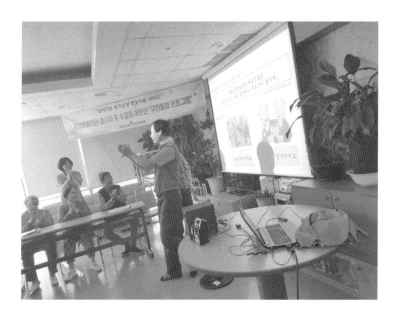

요양원 간에도 서로 주고받는 Give&Take 정신이 필요하다. 단순하게 인사하고 양해를 구하고 친근한 행동을 하는 것만으론 부족하다. 나만의 무기, 즉 내가 상대방에게 베풀 선물을 가지고 있어야 한다. 남이 어려움을 처해 있을 때 이를 해결해 줄 수 있는 정보나 지식, 요양원 프로그램을 제공할 수 있거나, 봉사활동을 함께하거나 협회나 모임에 솔선수범하는 자세 등은 필수다.

그리고 지신만의 독특한 아이니어를 반영한 프로그램이 있어야 한다. 이러한 프로그램을 통해 다른 요양원에 봉사활동도 할 수 있고 이는 결국 다른 원장들과 인화력을 더욱 강하게 만들어 준다.

제7장

경영 마인드

요양원과 경영인은 자칫 뜬금없는 소리처럼 들린다. 하지만 실상을 살펴보면 그렇지 않다. 요양원에 어르신이 채워지면 사실 원장의 마음은 한결 가벼워지기 마련이다. 그때는 경영체제가 아니라 운영체제로 넘어가기 때문이다.

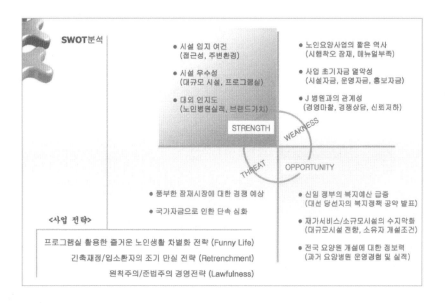

어느 조직이나 책임자의 임무는 막중하다. 지금의 자금 여건은 어떠한지, 미래엔 어떤 아이템으로 조직을 끌고 갈 것인지, 인적자원과 물적자원을 확보하고 경쟁에서 뒤지지 않기 위해 새로운 정책을 어떻게 수립할지 등 신경 써야 할 곳투성이다.

나는 외국인 회사와 국내 최고의 S 계열사에 근무했었으며 1999년 벤처 1세대로 40명의 직원을 거느리며 회사를 경영한 경험이 있다. 당시에는 최고경영자로서 인사, 노무, 제품개발, 영업, 수금, 투자자 관리 등 여러모로 막중한 책임감이 있었다. 새로운 제품을 만들어야 하고 판매해야 하고 이를 통해 창출한 수익금으로 채용한 직원의 급여를 충당해야 했다. 월급날에 직원의 통장에 급여를 이체하고 나면 다음 달 직원 급여는 어찌 충당할지 부담감의 고민 속에서 생활해 왔다.

이런 경쟁의 사업현장에서 가장 많이 신경이 쓰이는 부분이 영업과 수금이다. 거래처는 안전한지, 매출은 지속될 것인지, 혹여 납품한 거래처에 부도가 나서 대금을 수금하는데 문제가 생기지는 않을지 등 사업을 해 본 사람이라면 누구나 공감하는 일이다.

하지만 요양원을 운영하면서 본인은 만세를 불렀다. 영업행위가 필요 없었기 때문이다. 입소 정원을 채우고 나니 영업할 게 없었고, 어쩌다 한두 분 빠지더라도 이어 공단에서 배포한 팸플릿을 보고 입소상담이 온다. 주변 지인이나 보호자가 새로운 어르신을 알선도 해준다. 따로 영업행위를 할 필요가 없었다. 사업할 때 그렇게 어렵게 느껴지던 영업행위를 해야 할 부담이 사라졌다.

이뿐만 아니다. 수금행위는 아예 손을 놓아도 된다. 매월 25일이면 요양보험수가가 건강보험공단에서 입금된다. 보호자에게 받는 본인부담금은 어르신을 모시는 행위의 대가로 거의 대부분

납부를 해준다. 공단 청구금 입금과 보호지 본인부담금이 들어오면 '내 돈이 아니다' 생각하고 받아서 가지고 있다가 직원에게 나누어 주면 된다. 나도 그냥 그 속에 있는 자금에서 나의 월급을 받으면 된다.

어차피 비영리사업체이기 때문에 수익을 창출해서도 안 되니 나도 그냥 월급쟁이일 뿐이다. '단지 내가 자금을 관리할 뿐'이라는 생각으로 운영하니 마음이 한결 편하다. 영업행위와 수금문제가 해결되니, 왕년에 사업을 했던 나에겐 편안함이 느껴졌다. 이렇게 편안하니 누구나 요양원을 하겠다고 아우성이었구나! 생각이 든다.

그러나 영업행위와 수금행위가 해결되어 운영이 쉽다는 행복감은 오래 가질 않았다. 겉으로 보기엔 만사 행복해 보이지만 요양원 운영하는데 이면에 깔린 고민과 넘어야 할 과제는 너무도 많다. 행복감은 빙산의 일각이었다.

요양원 경영전략

요양원의 원장들은 약 석 달에 한 번 정도 모임을 한다. 모임의 분위기는 항상 그리 밝지만은 않다. 친목 모임도 아니고 그때마다 공단의 지침이나 지자체의 관리 감독 사항을 해결하는 목적이라서 무겁고 걱정에 가득 찬 분위기다. 그래서 그런지 모임에 가보면 어느 날은 노무 전문가를 모셔오고 어느 날은 회계세무사를 초빙해서 세미나 형식으로 진행된다. 세미나가 끝나면 식사를 하며 이번엔 잘 극복해 보자고 하는 다짐과 파이팅을 외치며 쓸쓸히 헤어지곤 한다. 조그만 요양원을 운영하는데 무슨 사건이 이리도 많은지 다들 골머리가 아프단다.

사실 요양원이 크고 작건 요양원 원장들은 중견기업의 사장들보다 더 바쁘고 더 많은 자질을 지니고 있어야 한다. 대기업을 분야별로 잘라 놓은 것이 아니라, 대기업의 축소판이라고 생각해야 한다. 인사, 회계, 영업, 노무와 노조 등 전체를 다 담당해야 한다. 이외에 노동청 관련 일, 공무원처럼 연간 사업계획도 짜야 하고 1년 후 사업평가도 해야 한다.

공단 직원이 가끔 들러보면 공단 관련 업무만 지시하고 간단한 업무라며 그리 복잡하게 생각하지 않는다. 이번엔 시청 직원이 방문하여 이것저것 체크하고 부족한 부분을 지적하며 대수롭지 않게 생각한다.

매년 초, 국가 노동청에서 발표하는 최저임금이나 근로자 처우개선을 위한 새로운 규정을 발표한다. 따라서 매년 바뀌는 노동규정을 준수해야 하므로 복잡한 근로계약서와 근로규칙을 작성하는데 노무 전문가가 되어야 한다.

요양원의 대표나 원장은 어디까지 책임을 져야 할까?

제조업 중견기업 사장이라면 제품개발과 생산에 관한 전문지식을 갖고 경영하면 다른 분야의 업무는 다소 어설퍼도 용서가되고 사람들이 이해해준다.

서비스 중견기업 사장이라면 고객 만족에 전문가이고 서비스직원을 잘 관리하면 그 분야에서 성공할 수 있다. 그러나, 요양원 원장은 다르다.

한마디로 팔방미인이 안되면 책임은 무한대로 커진다.

재무회계에 빈틈을 보여서는 안 된다

　요양원은 비영리기관이라서 공공기관과 동일하게 수지균형을 맞추어야 한다. 일 년 예산편성을 위해 공단 청구금과 본인부담금의 수입금으로 직원의 급여는 물론 비품과 소모품, 건물관리비, 직원복지 등 세심한 분야까지 정확히 맞추어야 한다.

　이러한 예산편성은 쉽게 만들어지지 않는다. 요양원의 일 년 사업계획서를 먼저 작성한 다음 사업계획 내용을 이행하는데 소요예산을 초 단위 숫자까지 계산한다. 게다가 전년도 운영실적과 개선목록을 작성하여 차기 연도에 반영해야 하고 국가에서 정한 인건비지출비율이나 식자재 사용금액, 기초생활수급자 전액 정산 등 내려진 지침대로 맞추지 않으면 편성 자체가 승인이 나지 않는다.

　시청의 사용승인 이후에도 예산서 범위를 남거나 부족하면 국가 공공기관처럼 추경예산을 편성하여 수지균형원칙을 지켜야 한다. 요양원 대표나 원장은 예산편성의 사전지식이 없으면 외부 전문가에 위탁하지만, 예산편성원칙을 이해하지 못하고 시청에

제출하면 하자의 책임은 전적으로 대표자에게 돌아간다. 정기적으로 지도점검이 나와 예산집행에 대한 문제점이 지적되면 공적자금 유용이나 횡령 등으로 오해받을 수도 있다.

사무행정가로서 완벽해야 한다

요양원의 주 수입원이 건강보험공단의 요양급여 청구금이다. 공단청구는 전 국민이 부담하는 사회보험료로 제공되므로 한 치의 오차가 있어서는 안 된다. 요양원에 한 달 동안 입소한 어르신이 몇 명이고 청구에서 제외되는 어르신 외박이나 병원 입원 날짜 등을 정확히 계산해서 청구금액을 산출하는데 어르신이 입소한 날짜와 퇴소한 날짜, 그리고 외박일을 하루라도 놓치면 부정청구에 해당한다.

또한, 요양원에서 근무하는 직원의 근무시간을 공단에서 정한 규정에 따라 계산하고 공단청구에 함께 등록시켜야 한다. 여기서도 직원의 휴가나 지각, 조퇴 등을 정확히 반영하지 않으면 이 또한 부정청구로 지적받는다. 사무행정에 자칫 실수라도 생기면 적잖은 수모를 당한다.

요양원 운영자는 매월 6일부터 10일까지 전월의 입소자 현황과 근무자 현황을 공단사이트를 통해 청구작업을 해야만 한다.

가장 정확하고 한 치의 오차가 없어야 하므로 청구담당자는 한 달 중에서 가장 집중해야 하는 업무이다.

노무 직원관리가 확실해야 한다

요양원이 아무리 비영리기관이라 하여도 이는 요양원의 대표에게 적용되는 말이지 월급 받는 직원에게는 전혀 관계없는 말이다. 직원은 한 달 동안 주어진 시간을 성실히 채우면 급여를 받는 근로자일 뿐이다. 요양원이 일 년 흑자로 운영되면 추경을 잡아 재조정을 하고 적자가 발생하면 요양원 대표가 감내해야 한다.

따라서 대표나 원장도 근로자의 한사람으로 월급쟁이와 같지만 만약에 적자로 운영된다면 그때는 직원의 월급을 대표가 보장해 주어야 한다. 직원의 처우를 개선하고 복지제도를 통해 근로 분위기를 향상시키는 것은 요양원 원장의 몫이기 때문이다.

즐거운 분위기를 조성하고 직원들 간에 화합이 잘 되면 요양원은 적자가 나지 않는다. 하지만 너무 심한 긴축재정이나 혹독한 근로를 요구만 한다면 직원의 반발과 민원으로 요양원은 얼룩지고 만다.

노사 간 분쟁이 생기고 내부고발이 늘어나고 서로 극한 감정을 노출시키면 요양원의 생명은 즉시 끝나게 된다. 요양원에 근무하는 직원은 대부분 요양원 인근 주민이고 주위에 있는 동종 업계 요양원에서 근무한 경력이 있어 전 직장과 근로조건을 바로 비교하게 된다.

근로조건으로 문제가 발생하는 요인의 첫 번째는 요양원 운영자의 자질에서 비롯된다. 요양원 업계에서 소문은 소리 없이 번져간다. 요양원 책임자가 직원관리 노무의 베테랑이 되지 않으면 조만간 사라져 갈 것이다.

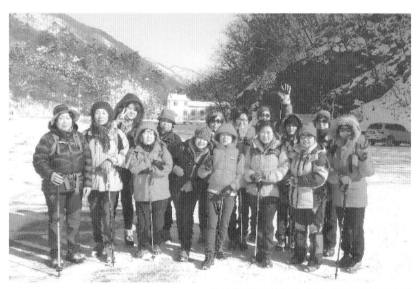

노사화합 정기산행 (봄, 여름, 가을 그리고 겨울)

시설관리에 능숙한 사람이 되어야 한다

요양원의 근로환경 밀접도는 매우 높다. 대략 200평의 요양시설이라면 입소 어르신과 직원 수만도 40명이 넘는다. 게다가 보호자와 관계기관 공무원, 납품업자, 외부 상담원까지 합치면 평균 50명의 사람이 오가는 곳이다. 특히 치매 어르신이 일상생활을 하는 곳이라서 시설의 마모는 아주 빠른 편이다. 즉, 감가상각률이 매우 높다. 각종 시설과 비품이 고장 나면 한시라도 지체해서는 안 된다. 일반 가정이나 상가와는 다르다.

주방에 문제가 생겼다고 어르신에게 식사의 끼니를 거를 수가 없고, 외식으로 대체할 수도 없다. 냉난방기가 고장 나면 온도와 습도를 맞출 수 없어 어르신의 신변에 엄청난 악영향을 미친다. 전기와 수도, 가스와 소방시설 모든 시설에 순간적인 멈춤이 용서받을 수 없다. 요양원에 시설관리 전문가가 상주해야 할 정도다. 그렇다고 그런 전문가를 고용해서 급여를 제공할 만한 여유도 없다 결국 요양원 운영자 스스로가 대처할 수 있는 자질을 갖추어야 한다.

물품 구입과 보관관리에
노하우가 있어야 한다

　요양원에 필요로 하는 물자는 물량도 많고 다양한 물품이 하루에도 수없이 들어 온다. 제일 많은 물품은 당연히 식자재다. 매일 하루 세끼의 어르신 식사재료이고 간식도 있어야 하고 직원의 식사도 필요하다. 이런 식자재는 유통기한도 철저히 관리해야 한다. 보관하는 장소와 방법도 나름대로 체계화되어야 한다. 조금이라도 실수하면 식자재 로스율이 높아져 예산을 낭비하기에 십상이다.

　이런 불편함을 해소하기 위하여 식자재 공급을 전량 외부에 위탁한다면 자가 운영보다 20~30%의 예산이 더 들어간다. 이 외에도 어르신 기저귀나 피복류의 소모량은 대단히 많다. 엊그제 몇 상자 들어 왔는데 오늘도 기저귀가 또 들어 온다. 요양원 입소자의 반 이상이 기저귀를 착용하신다. 납품이 조금이라도 지체해서는 안 될 물품이다.

　요양원에서 식자재와 피복류 이외에 보관을 철저히 해야 하는 것이 많다. 어르신의 프로그램 도구와 비품은 물론 요양원 행정서류는 대부분 5년 동안 보관하여 관계기관 요구 시 제출해야 하는 의무가 있다.

의학 상식이 풍부해야 한다

요양원 입소 어르신은 육체적으로나 정신적으로 건강한 사람이 아니다. 입소한 모든 어르신이 서너 개의 만성질환을 지니고 있다. 질환의 종류도 다양하다. 아마 종합병원 진료과목과 다를 바 없다. 요양원의 운영자는 모든 어르신이 지닌 질환을 알고 있어야 한다.

물론 한 달에 두 번 방문하는 계약 의사도 있고 매일 상근하는 간호사도 있다. 하지만 어르신의 일상생활을 관찰하고 직원을 지시하고 나아가 가족 보호자와 상담을 하려면 의학적 지식이 준전문가 수준이 되어야 가능하다. 사회복지사와 간호사, 요양보호사 그리고 조리원의 모든 조직을 효율적으로 통솔하기 위해서는 기초 지식을 넘어 의학 상식이 풍부한 원장이 되어야 한다.

상기 나열한 자질과 요건 이외에도 갖춰야 할 것은 수없이 많다. 요양원을 개설하기까지의 풍부한 자금력은 필수고 관계기관에 실수하지 않는 행정가, 직원에게 많은 걸 베풀어야 하는 덕장도 되어야 하고, 보호자와는 어르신을 모시는 케어동반자가 되기도 하고, 일과 중에 쌓여가는 스트레스를 혼자서 삭힐 줄 아는 긍정맨이 되어야 살아남을 수 있다.

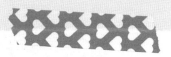

제8장

긴장의 연속과 끝없는 전쟁

치매 어르신의 예측 불가한 행동과 신체적 구조

노인이 되면 다시 어린아이가 된다는 말이 있다. 산술적으로 80세 노인의 사고력은 초등학교 저학년 수준이요, 90세가 넘어가면 유치원생의 행동과 엇비슷해진다. 90대 후반으로 가면 유아기에 해당하고 신체적 악화로 침대에 누워계신 와상 어르신은 갓난아이와 다를 바 없다.

물론 모든 어르신이 그렇다는 의미는 아니다. 90세의 나이에도 오토바이를 타고 게이트볼장에서 유쾌하게 웃으며 운동하는 어르신도 많다.

하지만 아이를 다루는 일과 어르신을 케어하는 일은 근본적으로 다르다. 태어나서 자기의 몸을 가누지 못하는 것은 신체의 발달이 미숙하고 사회적 경험이 없기 때문이다. 반대로 치매를 앓고 계신 어르신들은 살아온 수많은 경험과 고정관념에 박혀 있는 고집으로 자기의 행동을 결정한다. 어린아이가 하얀 백지라면 치매 어르신은 낙서가 꽉 찬 메모장과 비슷하다.

어차피 둘 다 읽을 수 없는 상태다. 하지만 조금씩 채워가는 보살핌과 억지로 지워야 하는 보살핌은 천지 차이다. 어르신이 판단해서 취하는 행동은 아집이다. 그리고 꺾이지도 않는다. 게다가 힘까지 센 어르신이 몸을 마구 휘두르기라도 하면 순간적으로 맞기 십상이다.

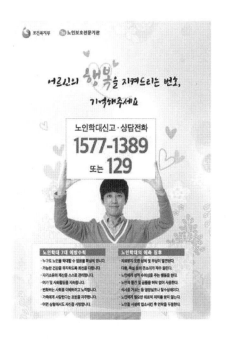

어르신을 돌보는 요양보호사가 답답하여 어르신에게 목소리를 높이면 즉시 노인 인권 침해로 오해를 받는다. 요양보호사는 하루 정해진 시간 속에서 정해진 일과를 마치기 위해서는 어르신이 원하는 대로 모든 걸 맞추어 드리기 힘든 상황이다.

어르신이 불쾌하게 느끼면 노인학대, 물리적인 힘이 가해지면 노인 폭행이 적용될 수 있다. 어르신이 직접 경찰서에 전화하는 때도 있지만, 어르신이 보호자에게 알려 보호자가 항의해 오면 요양보호사는 난처해진다.

이를 지켜보고 관리하는 시설 책임자는 사면초가에 빠진다. 인권위원회에 신고되어 만약 조사 결과가 안 좋으면 담당 직원은 요양보호사 자격증을 박탈당하고 요양시설은 현지조사를 받는다. 이런 사유로 영업정지를 받은 시설도 있다.

시설 책임자는 분기별로 노인 인권교육을 시행한다. 반복적인 교육을 통해 머리에 박히도록 숙지시켜도 치매 어르신을 케어하는 데 한계가 있다. 어찌 보면 누구나 잠시 주차하는 길거리에서 누구는 주차위반으로 딱지를 떼고, 누구는 아무 일 없다는 듯 일 보고 돌아가는 복불복이라고나 할까? 요양원을 운영하는 원장에게는 일생의 명운이 걸린 일이라서 한순간도 마음을 놓을 수 없다.

반대인 상황도 벌어진다. 노인의 인권에 초점을 맞추어 어르신이 원하는 대로 케어를 해드리면 새로운 위험이 도사린다. 치매 어르신이 편하고 하고 싶은 대로 케어를 하니 순간 넘어지거나 머리를 벽에 부딪히는 안전사고가 간혹 발생한다.

보호자와 합의하여 신체제재를 해야만 하는 와상 어르신은 차라리 안전사고가 거의 없다. 신체적으로 왕성하고 치매가 심한 어르신은 난공불락이다. 노인 인권을 보호하자니 낙상의 위험이 따르고 안전사고를 줄이자니 신체 구속의 누명에 휩싸이기 쉽다.

불의의 사고로 화장실 다녀오시다 낙상되어 고관절이 부러지기라도 하면 수개월의 입원비를 물어야 하고 손해배상도 해야 한다. 수십 명의 어르신을 수십여 명의 요양보호사가 케어하는 동안에 불의 사고는 순식간에 일어난다.

이런 모든 일에 원장은 교육이 부족하고 관리를 철저히 하지 못한 전반적인 책임을 져야만 한다.

"요양보호사 선생님들, 차라리 어르신에게 맞으세요. 대신 치료비는 보상해 드리겠습니다"

원장이 직원들에게 할 수 있는 말은 이것뿐이다.

어르신의 인권을 완벽하게 보호하자니 어르신의 안전사고가 발생하고, 어르신의 안전사고를 철저히 예방하자니 어르신의 인권을 침해하는 이율배반적 상황을 요양원은 감내하여야 한다.

보건소의 불시 위생점검

순간 들이닥치는 보건소 위생검열은 잘해야 본전이다. 완벽하다고 상을 주는 것도 아니요, 순간 잘못을 지적받으면 경고, 두 번째는 영업중지, 계속 지적받으면 영업정지도 가능하다.

그렇다면, 보건소의 위생점검은 어디까지일까? 도마나 조리 칼에 묻은 물질을 채취하여 검사실에서 비위생적으로 판단되면 경고장이 날라온다. 매일 자외선 소독기에 보관하거나 열탕으로 소독해야 한다. 냉장고 속에 혹여 유통기한이 지난 식품이 나오면 심각해진다. 주방이 아닌 어르신이 생활하는 방에서라도 유통기한이 지난 음식물이나 과자가 나와도 문제다.

나이 드신 어르신들은 옛날부터 아끼고 또 아끼는 습성으로 몰래 감추고 깜박 잊어버리곤 세월이 지난 경우가 허다하다. 수시로 요양보호사가 어르신 생활실에서 과자나 기호식품을 체크하지만 꼭꼭 숨겨놓은 식료품은 지나치기 일쑤다.

그런데 아무리 관리를 열심히 해도 조금의 티끌은 있기 마련이다. 보건소 직원들은 어떻게 그런 것만 잘 찾아내는지 순간 방심은 금물이다.

　물론 어르신에게 제공하는 음식은 철저히 관리해서 위생적으로 조리해야 한다. 하지만 일반사람들도 집에서 요리하고 보관하고 또한 가공해서 섭취하는 일이 반복적으로 행해진다. 하루 이틀 지났다고 모든 걸 폐기하는 사람은 거의 없다. 그러한 생활습관 속에서 살아온 주부들이 요양시설에 근무하면서 일상적인 패턴으로 일하다간 낭패를 보는 건 다반사일 것이다.

　그런 행위의 책임을 시설운영자는 감내해야만 한다.

　여러 가지 바쁜 일상 속에서도 주방 구석구석, 어르신 개인사물함까지도 일일이 열어보고 걸러내야 하는 그야말로 긴장의 연속이 요양원의 생활이다.

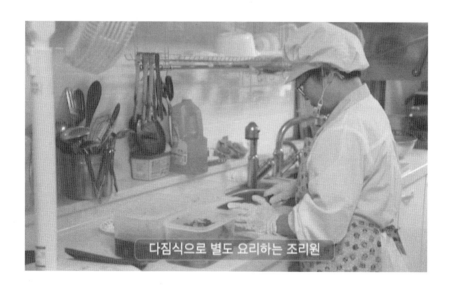

다짐식으로 별도 요리하는 조리원

소방점검

　계절이 바뀌어 겨울철이 되면 텔레비전 뉴스에 화재소식이 끊이질 않는다. 대형화재에 인명사고라도 나면 다음 날 소방서에서 공문이 날라오고 얼마 되지 않아 소방점검이 나온다. 역시 불시점검이다.

　기본적으로 화재경보기의 작동 여부를 체크하지만, 소화기가 정상인지 유효기간이 지났는지 매달 작동점검을 했는지 살펴본다. 요양보호사와 조리원에게 소화기 사용법을 제대로 알고 있는지 물어보고, 필요에 따라 시연을 해보라 한다.

　일 년에 한 번 이상 소방교육을 하고 있고 일 년에 상하반기 두 번은 재난대피 훈련을 시행해야만 한다. 심폐소생술 실습은 물론 소화기 분사연습도 하고 어르신의 심신 상태에 따라 대피시키는 요령도 실전처럼 움직여 봐야 한다. 그런데도 소방관이 막상 물어보면 제대로 답하는 직원이 많지 않다. 끝없는 반복교육이 필요하다는 뜻이다.

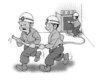	옥내소화전을 열고 소방호스와 방사관창(노즐)을 꺼낸 후 화재발생 장소로 이동합니다.
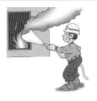	옥내소화전 함 속에 있는 밸브를 개방한 후에 화점에 방사합니다.

※ 방수시 호스가 꺾이지 않도록 하며, 방수시 호스의 반동이 크므로 넘어지지 않도록 합니다.

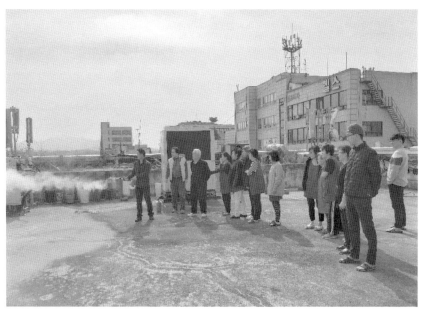

소방교육과 실습현장

한번은 어르신 방에 웃풍이 세다고 예쁜 커튼을 달아드린 적이 있다. 좋은 뜻으로 한 행동이었고 어르신도 고맙다고 수없이 칭찬하셨지만, 소방관은 방염 가공된 소재가 아니라고 즉시 철거하란다. 화재 발생 시에 발화가 번지는 가장 위험한 물질이라는 것이 이유였다. 방염 블라인드는 많지만, 방염 커튼은 시중에 많이 없어 안타깝기 그지없다.

뭐니뭐니해도 소방관에게 가장 많이 지적받는 것은 비상구 관리다. 비상구 문이 화재자동문으로 관리되고 있는지 그리고 복도 계단에 적재물이 쌓여 있는지 체크한다. 통상 어르신 케어에서 나오는 폐기물, 쓰레기는 냄새가 많이 나서 일시적으로 계단에 모아두었다가 한꺼번에 쓰레기장으로 처리하는 경우가 태반이다. 하지만 소방관에게는 용서되지 않는다. 바로 벌금 수백만 원의 고지서가 날아오기 일쑤다.

감염에의 노출

　요양원에 입소하신 어르신은 평균 4종 이상의 약을 먹고 있다. 또한, 그 증상은 만성질환이다. 고혈압, 당뇨, 치매, 암, 신부전증, 폐 질환 등 노인성 질환에 면역력 부족을 기반으로 한 기저 질환을 지니고 있다. 약을 복용하는 이유는 증상이 호전되기를 기대하기보단 어르신이 가지고 있는 잔존능력을 유지하는 것이 일차 목표다.

　주위 환경이 급변하거나 외부로부터 감염균이 침투한다면 거침없이 노인의 신체에 잠복할 것이다. 그러하기에 때가 되면 정기적으로 예방접종을 받아야 하고 사시사철 안정적인 환경을 조성해야만 한다.

　요양시설의 일 년 매일 온습도를 측정해 보면 사계절 동일하게 섭씨 24~28도, 습도 40~60도를 유지한다. 가족 보호자들이 어르신에게 면회를 오면 자택보다도 더 안락하고 쾌적하다고 말한다. 여름이면 시원하고, 겨울이면 집보다 따뜻하게 느껴진단다.

　하지만 워낙 면역력이 저하되어 미세한 바이러스에 의해서 감염되면 합병증을 유발해 고통을 받게 된다. 방마다 기침 소리와 가래소리가 일 년 내내 끊이지 않으며 신체적 고통으로 신음하는 소리까지 더해지면 요양원의 24시는 아비규환의 전초전이라 생각한다. 어르신 한 분이 감염되면 같은 생활실 어르신에 2차 3차 감염되는 도미노 현상이 발생하기 마련이다.

최근 코로나 19 펜데믹 상황이 벌어지면서 가장 위험한 시설이 요양병원과 요양원으로 분류되어 국가에서 가장 철저하게 감염예방 및 일차 관리 대상이다. 면역력이 약하여 감염의 위험도 크지만, 만성 기저질환과 합병되면 치사율이 높아지기 마련이다. 어르신 면회중지는 물론 외출과 외박이 전면 통제되고 외부로부터 들어오는 필수품 납품업자와 시설보수 전문가도 철저히 체크하고 감시하에 업무를 보게 하였다.

요양원에 근무하는 종사자들도 어르신 못지않게 감염병에 노출되어 있다. 치매나 와상 어르신을 케어하기 위해서는 신체적으로 밀착할 수밖에 없고 기침과 가래 배설물을 직접 접촉할 수밖에 없다.

감염률이 높은 결핵이나 피부질환은 우리 종사자에게도 예외일 수는 없다. 그런 감염병에 항시 노출되어 있고 노출된 위험을 우리 스스로 극복해야 한다. 지자체 공무원이나 건강보험공단 직원, 그 외 관리·감독 기관 직원들은 이러한 위험은 요양시설 종사자의 자체 문제일 뿐 관심도 없고 책임과 의무도 지지 않는다. 우리가 안고 가는 숙명이며 일종의 직업병인 것이다.

저자의 요양시설에서는 매년 독감 예방접종을 시설에서 부담하였고 특수검사 비용지원은 물론 대상포진 예방접종도 비용을 부담해 주고 있다. 연말연시와 추석 한여름 더위 때에는 홍삼세트를 복지 차원에서 선물을 제공하여 평상시 면역력을 향상시키고 있다.

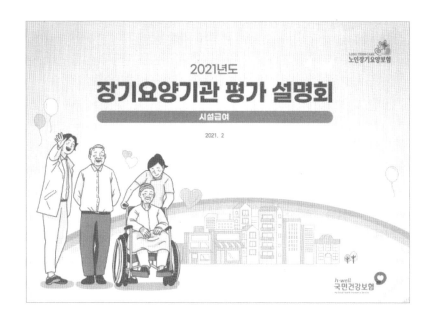

건강보험공단의 관리·감독

 본래 요양원은 비영리기관으로 요양원 예산의 80%는 요양보험 지급금이며 공정관리업무를 보건복지부가 건강보험공단에 위임한 것으로 생각하면 된다. 따라서 5대 사회보험제도 중에서 건강보험과 장기요양보험을 함께 관리하며 국민이 납부하는 보험료와 국가에서 보조하는 정부예산을 합하여 매월 요양시설에 지급하고 있다.

 지급관리의 기준은 입소한 어르신을 한 달 동안 모신 시간의 총합계에 요양보험 수가를 곱하여 지급한다. 필요조건은 한 달 동안 입소자에게 서비스를 적절하게 제공해야 할 직원이 걸맞게 근무했느냐를 파악해서 등록해야만 한다.

 다시 말해 어르신이 외박이나 병원에 입원해서 요양시설에 계시지 않았다면 해당 시간만큼 공제해야 하고, 직원 또한 휴가나 외출 등으로 어르신에게 서비스하지 못했다면 근로시간을 공제해야 한다. 결국, 어르신을 주어진 매뉴얼 대로 올바르게 케어했는지를 파악하는 것이다.

요양시설에 지급되는 자금, 즉 수입원에 대한 관리만 건강보험 공단에서 관리한다. 일단 시설에 지급된 자금의 집행 여부에 대해서는 관리·감독을 하지 않는다. 이는 지자체 즉 시군구청에서 더욱 철저하게 관리·감독하기 때문이다.

결국, 수입원 관리는 건강보험공단, 지출원 관리는 지자체에서 관리하여 이원체제로 전문화하여 관리하는 방식이다. 다행스럽게도 건강보험공단의 청구관리시스템에는 가산제도가 있다. 입소자가 빠지고 채워지고 하여 보험청구금액이 매월 변동하는데 요양시설의 어려움을 다소나마 해소해 주기 위하여 손실금을 보전해 준다.

개략적으로 입소한 어르신 숫자와 서비스하는 직원의 숫자를 비교하여 초과하는 근무가 있다면 근로 임금을 보존해 주는 제도다. 더불어 야간근무 가산점, 정 간호사 가산점, 최근 사라졌지만, 프로그램 가산점 등과 같은 보너스 개념의 가산금을 추가로 지급해 준다. 단, 어르신을 케어하는 서비스의 양과 질을 점검하고 부당하게 청구했는지를 감시하는 모니터링제도를 시행한다.

고의로 부당청구하거나 허위로 청구할 경우 적발되면 환수조치를 하고 상습적일 경우에는 현지조사를 통해 강제 환수를 취하기도 한다. 이처럼 좋은 제도가 채택되기도 하고 기존 불합리한 점은 점차 개선되고 있지만, 현장에서 부족함을 느끼는 부분은 아직 여러 군데에서 나타난다.

건강보험공단에서 엄격하게 관리하는 또 하나의 제도가 정기 평가시스템이다. 3년에 한 번씩 요양시설의 전반적인 분야를 평가하는 것으로 A~E의 다섯 등급으로 세분화 되어 있다. 평가 내용은 시설의 기관운영, 시설의 환경 및 안전, 수급자 권리보장, 급여제공과정, 어르신의 호전상태 등으로 다양하고 상세하게 점검한다.

평가의 결과점수는 여러 방면에 활용된다. 요양서비스 대상자가 등급 인정서를 발급할 때 요양시설 사용법과 거주지역 소재 요양시설을 안내해 주는 안내책자가 있는데 시설평가 점수를 상위부터 표기하여 실제 고객으로 하여금 우수 시설을 추천하게 된다.

요양원은 우수등급을 받아 홍보/영업력을 향상시키기 위해 끝없는 노력을 하고 결국 건강보험공단의 정기평가제도는 요양원을 통제하는 기능을 하게 된다.

또한, 요양시설은 2020년부터 신고제에서 지정제로 강화되었고 전국의 모든 요양시설은 6년마다 지정 재심사를 받아야 운영을 계속할 수 있다. 이런 재지정심사에 공단 정기평가 점수가 반영되게 함으로써 결국 요양시설이 평가제도에 적극적으로 참여하고 실질적으로 운영의 질을 향상시키는 역할을 한다.

긴장의 요인, 시청의 관리·감독

　시청은 요양시설의 설립허가로부터 시작하여 기초생활수급자 관리, 민원 처리, 위생관리, 사회복무요원관리, 시설안전관리 등 전반적인 행정명령을 발동할 수 있는 최고의 관리·감독 기관이다. 거주자의 기초생활수급자에 대한 보조금을 지급하고 적법하게 사용했는지 감독한다. 외지에 살던 기초생활수급자도 요양원에 입소하면 생활권이 요양원으로 바뀌기 때문에 기초생활수급자는 입소 당일 요양원 주소로 주민등록을 옮기고 당일부터 기초수급자로서의 지원을 받게 된다(기초생활수급자는 한 달에 약 50만 원 이상의 생활지원비를 받는데 50%는 국가 예산이요, 50%는 지자체 예산이다).

　기초생활수급자가 자택에 머무르는 동안에는 100% 본인이 수령하고 집행권한을 부여받지만, 요양원에 입소하게 되면 국가지원 50%는 지원이 중지되고 지자체에서 지급하는 50%만 요양원으로 지급하며, 이는 기초수급자를 위해서만 사용해야 한다. 따라서 지자체(시군구청)에서는 지자체 예산이 집행되므로 공무원들은 철저히 관리·감독을 할 수밖에 없다.

A 시청 예산에서 지급 받던 기초생활수급자가 B 소재지 요양원에 입소하면 B 시청 예산으로 집행되어야 하므로 원초적으로 보면 B 시청에서는 달갑지 않을 것이다. 시청에서는 통상 1~2년에 한 번씩 지도점검을 다닌다.

 보통 3~4명이 요양시설을 방문하여 요양원의 운영이 안전한지, 어르신에게 불편함이 없는지 그리고 가장 중요한 요양원의 예산이 적법하게 집행되는지 철저히 감독한다. 매년 요양원에서는 사업계획을 수립하여 연간예산서를 작성하고 이를 사업연도 개시 7일 전에 시청에 보고해야 한다.

 요양원 대표는 지난해 운영했던 내용을 평가해서 다양한 의견을 반영하고 외부 전문가가 포함된 운영위원회에서 심의를 거쳐 시청에 보고한다. 건강보험공단에서 지급된 장기요양보험 청구 금액과 보호자에게서 받는 비급여(식재료비가 대부분임) 금액을 목적대로 사용했는지 감독하는 것이다. 단, 요양 수가 청구제도는 공단에서 철저히 관리하므로 요양원의 수입관리에 대해서는 시청에서 따로 관리하지는 않는다.

 전국 지자체마다 관리항목이 조금씩 다르며 어디에 중점을 두는지 체크해 두었다가 해당 분야에 철저히 준비하는 것도 요령이다. 어떤 시청에서는 식자재 사용에 초점을 두고 어떤 시청에서는 차량유류비에 집중하고 또 어떤 시청에서는 시설의 안전에 중점을 두기도 한다. 따라서 요양원 운영에 관한 전반적인 것을 체크하기 때문에 다방면에 만전을 기해야 한다.

시설의 인허가에 대한 심사권을 지자체가 가지고 있으므로 개원 이후에도 시설을 변경하거나 개조할 때도 지자체에 허가를 받아야 하고, 편리하다고 임의로 개조해서는 안 된다. 그리고 시청에서 자기 나름대로 운영지침을 세워 시의회에 건의하고 시의회에서 제정된 조례에 맞추어야 하므로 지자체마다 조례를 확인하고 대응해야만 한다.

마지막 노동청

　요양원에는 다양한 직원이 근무한다. 요양보호사를 비롯하여 간호사, 사회복지사, 조리원, 사회복무요원, 그리고 시설의 규모에 따라서 영양사, 물리/작업치료사, 사무원, 관리원, 위생원, 운전원, 심지어 아르바이트도 고용된다. 이러한 다양한 직원들이 모두 만족한 근무여건을 갖추기는 쉽지 않다.

　요양원의 많은 직종 중에서도 가장 많은 수를 차지하는 직종은 요양보호사다. 입소 어르신 2.5명당 요양보호사 1인이 채용되어야 한다. 치매 전담 시설은 입소자 2명당 요양보호사 1명이 보장되어야 한다. 그런데 요양보호사는 대부분 전업주부였다가 요양보호사 자격증을 따서 요양원에 근무하는 사람들이 많아 조직문화에 익숙하지 못하다. 평균 연령도 50대 후반이므로 성격이나 자라온 환경이 달라 서로 융화하기가 쉽지만은 않다.

　뒤에서 직원의 복지와 관리 전략은 다시 이야기하겠지만, 수많은 요양보호사 중에서 문제가 되는 아주 소수의 직원이 있기 마련이다. 그 사람은 다른 사람들과 잘 어울리지도 않아 의사소통이 안 되고 서로를 이해하려고 노력해도 부족한 사람이다. 이러한 사람이 근무하다가 불만이 생기고 이를 해소하지 못하면 결국 민원이라는 통로를 이용한다. 민원창구 대부분이 노동청이다.

근무조건과 급여조건으로 서로 해소할 수 있는 것이라면 그나마 다행이다. 요양원의 불합리한 근무제도가 지적되거나 새로이 바뀌는 노동법을 즉각 적용하지 못하면 다른 직원까지 동원하여 단체로 민원을 제기한다. 전국 요양시설에서 유사한 형태의 단체 민원이 일 년에 십여 차례 발생하고 타협이나 조정이 안 될 경우에는 법정으로 이송되고 결국에는 폐업 절차를 밟는 사례도 허다하다.

(평상시) 담당자별 업무범위 및 연계 시스템

구 분	원장	국장	사회복지사	간호과장	요양보호사	조리원
매일 실시	근태관리	식자재/비품 발주	프로그램 실시/보고	간호급여제공기록지	급여제공기록지	급식일지
	보호자 상담		(인지프로그램 주3회)	간호비품 소독일지	식사/배설/체위 기록	주방위생점검일지
			(여가프로그램 주1회)	어르신 간호 라운딩	투약일지	
					야간점검 (근무자)	
매주 실시	주간업무계획		자원봉사관리 (주1회)		목욕 서비스	주방 소독
격주 실시		인권정보 스크랩		촉탁의 방문		
매월 실시	청구 명세서/안내문 발송		공단청구작업	의료기기 소독	외출외박관리대장	식단표 작성
	월별 직무교육	생일잔치	자가 모니터링		월간 근무집계(휴가)	
	근무표 작성	본인부담금 수납	직원 급여명세서 작업			
	급여 명세/지급	식단표 작성	인건비지출내역			
	시설자체점검		기초수급자 생계비 정산			
매분기 실시	운영위원회	보호자 상담	프로그램 의견반영	욕창위험도 평가		감염소독
	실내외 소독	직원 포상/동호회	사례관리회의	의약품 점검		
매반기 실시	재난훈련 실시	어르신 야유회	급여계획 모니터링 (공단 홈페이지)			
매년 실시	사업계획/소방계획	지역행사 참여	프로그램 의견 반영	건강검진(어르신/직원)		보건증 갱신
	보호자 의견반영	수급자 만족도조사	장기급여계획서 발송	직원 근골격계 질환검사		
	배상책임보험			인지/낙상/욕창평가		
	년간 사업결산					
수시	개인정보 보호관리	직원사진 교체/시설물 체크		의약품 보관 체크	생활실 비품 점검	유통기한 점검

50인 시설이라면 통상 30명의 직원이 근무한다. 30명의 조직을 관리하는데 노동법은 항시 노동자의 편이 대부분이다. 매년 바뀌는 최저임금, 근로자 복지제도, 강력해지는 노동조합, 요양원의 운영자는 설 땅이 점차 좁아지고 있다.

　2020년도에 발생한 사건을 예시로 들어보겠다. 요양보호사의 근무환경은 전국 어디서나 열악한 편이다. 주간과 야간근무를 차례대로 돌아가야 하고 치매 어르신의 일거수일투족을 예의주시해야 하는 업무는 다른 업종의 서비스와 비교해서 고되고 스트레스를 받는다. 잠시 쉬는 시간도 감시 단속적 업무라서 비상 상황도 자주 발생하고 치매 어르신의 뒤처리는 짜증 나기 마련이다. 집에 귀가하면 주부로서 가사를 돌보고 중고생 자녀의 학업도 뒷바라지하며 어떤 사람은 시어머니와 친정어머니까지 신경 써야 한다. 게다가 남편은 명예퇴직의 순간이 다가오고 있어 잠시도 쉴 틈이 없다.

　이런 요양보호사들에게 휴가란 필수불가결한 일이다. 입사하고 일 년 동안에 주어진 휴가는 단 11개, 한 달에 한 번꼴이다. 그것도 근무한 달수만큼 생기고 일 년이 지나면 효력이 없어 미사용분은 그냥 사라진다. 노동법을 살펴보면 연차는 최초 일 년에 11개, 일 년이 지나고 나면 15개가 발생하며 전국 모든 근로자에게 공평하게 적용된다. 또한, 연차의 사용은 근로자가 요구하면 될 수 있는 대로 조정해서 근로자의 요구 일정에 맞추어 주라고 한다. 즉 연차는 향후 발생하는 것을 앞당겨 제공해도 좋다는 것이다. 일반 직장을 다니던 원장들은 이런 제도가 합법적이고 직원의 복지로 간주하여 융통성 있게 제공한다.

그러나 2020년 6월 어떤 법원에서 미리 당겨쓴 연차는 일반기업에서는 사용자와 근로자의 합의로 합법적이지만, 요양원 직원들에게는 적용할 수 없다고 판결 내린 판례가 있다. 그들에게 복지 차원에서 제공한 휴가는 불법이므로 건강보험공단은 요양원에 공단 청구금을 환수조치 하라는 판정을 내린 것이다.

요양시설에 근무하는 직원의 연차휴가는 입소 어르신을 모시는 기본조건이기 때문에 휴가 낸 직원이 급작스레 사직하면 인정받은 휴가를 어떤 식으로도 반납할 수 없다는 것이 판결의 취지다. 그럴 수도 있겠다. 일반 직장에서는 사용자/사장이 먼저 쓴 휴가만큼 손해 보았다고 수긍하면 그만이지만 요양원은 비영리기관이므로 대표자가 손해 보았다고 그냥 넘어갈 수 없다는 것이다. 그런 법원 판결문을 접하고 앞으로 요양원의 직원들에게 연차는 까다롭더라도 세심하게 지켜야겠다고 생각했다.

문제는 2020년 6월 법원 판결이 내리고 다음 달부터 공단 직원들은 과거 이렇게 적용한 요양원을 조사하여 환수하기 시작했다. 요양원에서는 직원의 복지를 향상하고 근로 의욕을 향상시키기 위하여 연차를 직원의 입장에 서서 유연하게 적용한 곳이 많았다. 환수를 당한 시설에서는 다소 억울하게 느껴지기 마련이다.

국가의 관리·감독기관이라고는 하지만 이러한 상황을 사전에 알리고 법원에서 이렇게 판결하니 앞으로는 연차를 미리 당겨쓰지 말라는 사전홍보 또는 세미나를 하고 과거에 직원을 위해 복지 차원에서 행한 시행착오는 유예를 시켜주는 것이 바람직했다. 아마 이런 판결문을 아직 접해 보지 못한 요양원에서는 직원을 위해 지금도 복지 차원에서 허용하고 있을지도 모른다. 요양원에서 어르신을 잘 모시는 일 말고도 알아야만 하는 지식이 노동법만은 아닐 것이다. 그러니 요양원을 개원하기 전에 앞서 언급한 대로 회사의 오너라고 생각하고 모든 것을 챙겨야 하는 것은 어찌 보면 원장의 기본 전제조건이라 할 수 있다.

제9장

독창적 프로그램

요양원에 입소한 어르신들은 어떤 생활을 하고 계실까 많은 사람이 궁금해할 것이다. 일상적으로는 세수와 양치질, 옷 갈아입기, 화장실 사용 혹은 기저귀/도뇨관, 어르신별 식사관리, 내부 산책 등은 매일 실시하고 일주일에 한 번 목욕하기와 미용 등 요양보호사의 도움을 받으며 생활한다.

의료행위로는 간호사가 상시 근무하며 매일 체온 혈압 등 바이털 체크는 물론 어르신 투약관리, 보름에 한 번은 담당 의사가 왕진하고 있으며, 위중 증상을 보이면 협력병원으로 긴급 후송까지 책임을 진다.

정서적 행위로는 매주 3회 이상의 인지프로그램을 진행하고, 매주 1회 이상 여가프로그램에 참여합니다. 일 년에 한두 번 야외 나들이도 있고 사회생활 적응을 유지하기 위해 지역사회 행사나 축제에 참여도 한다.

일상생활이나 의료행위에는 요양원마다 큰 차이는 없지만, 정서적인 프로그램은 어떤 프로그램을 진행하느냐에 따라 어르신들의 삶의 질이 달라지고 즐거움과 만족도가 달라진다.

현재 우리나라 요양원에서 진행하는 프로그램은 그리 다양하지 않다. 대부분이 노래와 율동으로 이루어지며 퍼즐, 색칠하기, 공놀이 등이 다일 정도다. 이 정도로는 어르신들의 취미생활을 만족시킬 수 없는 것이 현실이다.

보건복지부, 건강보험공단에서도 모든 역량을 예산관리에 집중하지 어르신의 정서/인지/여가선용에 관심도 부족하고 그런 분야에 투자도 하지 못하고 있다. 결국, 요양원 현장에서 자체적으로 기획하고, 운영하고, 보존되길 바라고 있을 뿐이다.

2020년 8월　프로그램 계획

프로그램 장소 : 프로그램실 및 7층 중앙 로비　　　일시 : 오후 14시00분 ~ 15시00분

일	월	화	수	목	금	토
						1 TV시청, 음악감상, 어르신 나들이
2 휴식 및 주일예배	3 영화감상프로그램 인건비지출내역	4 공놀이 인건비지출내역	5 수요좌담회 촉탁의 진료 글로벌 자료제출	6 미술색칠하기 청구작업 근로세 납부	7 실버체조 명세서 발송	8 TV시청, 음악감상, 휴식, 자원봉사행사
9 휴식 및 주일예배	10 영화감상프로그램 모니터링 자가진단	11 어르신 구연동화 사례관리회의 시설 자체점검	12 수요좌담회 직무교육(인권교육)	13 퍼즐맞추기 주방회의 운영위위원회 기안	14 어르신 생신잔치	15 TV시청, 음악감상, 휴식, 자원봉사행사
16 휴식 및 주일예배	17 영화감상프로그램 보호자 상담철	18 점상체조프로그램 3분기 운영위원회	19 수요좌담회 촉탁의 진료	20 어르신 구연동화 주방회의	21 실버체조 직원급여작업 의뢰	22 TV시청, 음악감상, 휴식, 자원봉사행사
23 휴식 및 주일예배	24/31 영화감상프로그램 9월 휴가 접수 (31) 직원급여	25 단체대화놀이 공단 급여	26 수요좌담회 9월 근무표 작성	27 퍼즐맞추기 9월 출석부 작성 수급자 생계비 정산	28 실버체조 직원 급여명세서 9월 식단표 작성	29 TV시청, 음악감상, 휴식, 자원봉사행사

○ 프로그램 일정표는 매월 1일 게시되며, 요양원 일정상 일부 조정될 수 있습니다.

이에 정부는 몇 년 전 각 요양원에서 번뜩이는 프로그램을 개발할 수 있도록 하나의 제도를 만들었다. 요양원 현장에서 진행하는 재미있고 유용한 프로그램을 선발하여 시상하는 제도다.

우리 요양원에서 개발한 프로그램이 해당 시상식에서 우수프로그램으로 선정된 적이 있다. 프로그램은 '어르신 구연동화'였다. 당시 이 프로그램은 수도권의 많은 요양원에서 시범운영 될 정도로 인기가 좋았고 여전히 사랑받고 있어 소개해 보고자 한다.

이 프로그램을 만든 계기는 철저히 어르신들을 관찰한 결과였다. 대다수 어르신의 나이는 90세에 육박한다. 즉, 태어난 시기가 일제 강점기 시대였고 이후에는 한국전쟁으로 인해 폐허가 된 마을에서 먹고 사는 문제를 고민해야 했던 세대다. 그러다 보니 책을 접할 기회가 있을 리 만무했다. 아무리 유명한 전래동화라도 어르신들이 직접 책을 읽고 내용을 아는 것이 아닌 구전으로 떠도는 이야기를 겉핥기식으로 듣고 알 뿐이었다. 이야기 안에 있는 교훈이나 의미, 취지는 생각해 볼 기회가 없던 것이었다.

일례로 심청이는 효녀인데 왜 효녀인지 아버지가 장님인데 어찌 되었는지도 모르고, 흥부 놀부도 형은 부자이고 욕심쟁이, 동생은 불쌍하고 그냥 마음씨가 착한 사람이라는 정도만 알 뿐이다.

우리 요양원에서는 3년이란 세월에 걸쳐 연구하고 개발하고 시연을 통해 개선점을 보완해 어르신 눈높이에 맞는 어르신용 구연동화를 완성시켰다. 유치원에서 가장 재미있어하고 유익한 학습 과정 중 하나가 구연동화다.

즉, 구연동화는 아직 글을 깨우치지 못하여 책을 읽을 수 없는 아이들에게 동화책에 담긴 의미와 교훈을 일깨워 주고, 자라나는 꿈나무들에게 꿈을 심어 준다. 동화책 속에 전개되는 이야기를 표정과 행동으로 보여 주고, 목소리 흉내와 이야기 속의 노래, 춤을 담아 어린아이들에게 실제의 상황처럼 이야기의 내용을 전달한다.

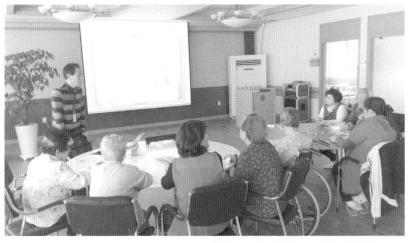

어르신 구연동화 프로그램을 진행하는 모습

구연동화의 단점이 있다면 학습을 진행할 진행자의 능숙한 기술이 필요하다. 일명 구연동화사. 유치원 교사들이 구연동화 학습을 진행하지만 수 개월간의 전문적인 교육과정을 통해 기술을 습득하고 필요에 따라서는 자격증을 따기도 한다.

　그렇다면 그렇게 즐겁고 유익한 구연동화를 어떻게 어르신에게 접목할까? 어르신을 위한 구연동화와 아이들을 위한 구연동화에는 몇 가지 차이점과 유사한 점을 찾아볼 수 있다.

　우선 유사한 점은 어린이와 어르신 모두 글을 읽을 수 없거나 읽기 불편해서 동화책의 내용을 자체적으로 습득하기 어렵다는 점이다. 게다가 동화의 이야기를 각종 흉내와 표정으로 전달하다 보니 유아건 어르신이건 즐거워하고 다음 시간을 기다려지게 만든다.

　반면 아이들에게는 구연동화를 진행함으로써 꿈과 희망을 심어 준다면 어르신에게는 꿈과 희망 대신 지나온 세월 속에 풋풋하게 담겨있는 추억을 되새기고 흐려져 가는 인지능력을 다소나마 회복시키는 효과가 있다.

　단, 어르신의 신체적 한계와 인지적 능력을 고려하여 진행할 필요가 있다. 아무리 동화책 줄거리 내용이 길다고 해도 어르신에게는 주어진 한 시간 이내에 끝내야 한다. 텔레비전 주말 드라마처럼 이야기를 주간 단위로 이어진다면 어르신들은 지난 시간 내용을 기억할 수도 없다. 따라서 동화책 한 권을 함축해서 전하고자 하는 내용을 한 시간 이내에 완성시켜야 한다.

　또한, 어르신들은 지나온 세월 힘든 일을 이겨내어 남에게 지기를 싫어한다. 따라서 동화 내용을 전달하면서 어느 어르신이 맞고 어느 어르신이 틀렸다는 옳고 그름을 현장에서 판가름해서는 안 된다. 다만 동화책을 통해서 담긴 교훈을 꺼내어 우리 어르신들이 내가 살아온 세월 속에서 스스로 느끼고 반성하고 마음속에 담아 두도록 유도를 해야만 한다.

이러한 어르신의 특성을 어르신 구연동화 진행방법에 녹여 새로운 형태의 어르신 구연동화를 개발하였다. 시연한 후 어르신의 반응은 가히 폭발적이었다. 어렴풋이 알았던 동화의 이야기가 무슨 뜻인지 이제야 알았다는 표정이며, 일주일마다 하나씩 알아가는 뿌듯한 기분을 느끼신다고 했다. 어린 시절 배우지 못한 설움을 해소하는 기회로 창피함보다는 다행이라는 심정이다.

이 프로그램으로 상을 받은 후 전국의 요양원에서 해당 프로그램을 사용하고 싶다는 신청이 쏟아졌다. 현재 우리 요양원에서는 어르신에게 들려 드릴 동화책의 내용을 200여 권 보유하고 있고 누구라도 구연동화를 진행할 수 있도록 편집해 놓았다. 유아원의 능숙한 보육교사나 구연동화사 자격증이 없어도 누구든 쉽게 진행하는 운영 매뉴얼도 제작해 놓았다.

문화관광부에 지식재산권도 등록하고, 특허청 상표등록도 하여 본격적인 보급활동을 하고 있다.

　물론 전국의 요양원에 무료로 보급하여 어르신의 즐거움을 채워드리도록 봉사하고 있다. 일단 수도권 소재 요양원에 방문해서 시연을 해 드렸고 이런 프로그램을 새로이 개발한 공로를 인정받아 2018년에는 노인장기요양보험 10주년 행사에서 보건복지부 장관상도 수여받았다.

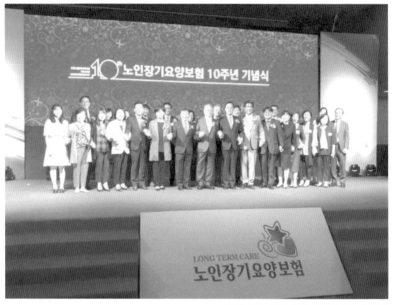

2018년 보건복지부 장관 표창 수여식

　전국에 있는 수많은 요양원에는 이와 같은 우수한 프로그램이 틀림없이 많이 있을 것이다.

당시 나는 IT 기업을 경영했던 경험을 살려 프로그램을 기획했다. 이처럼 기존에 자신이 일했던 직종의 장점을 살려 프로그램 개발에 활용하면 더 창의적인 프로그램을 탄생시킬 수 있을 것이다.

그리고 일선 현장에서 나름대로 연구하고 개발하고 실제 구현하는 우수한 프로그램은 다른 요양원에서도 도입할 수 있도록 계기 또한 마련해야 한다. 아마도 관공서에서 현장감이 없어 직접 개발할 수 없다면 민간 프로그램 개발연구소에 위탁해서라도 프로그램의 신규개발을 끊임없이 지속되어야 한다.

이제 4차 산업혁명시대에 진입했고 새로운 정보기술이 발달하여 새로운 문화가 형성되고 있다. 현장감 있는 게임산업이 젊은층에 급속히 퍼져가고 수익형 사업으로 변모하고 있지만 어쩌면 갈 수 없는 세상과 해 보지 못한 체험을 어르신들에게 안내해 주는 프로그램은 돈을 벌 수 없어도 누군가에 의해 개발되어야 한다.

이를 개선 보완하여 전국적으로 보급하는 후속조치가 미약하여 좋은 프로그램도 사장되는 경우가 많다. 향후 과학이 발달하고 4차 산업혁명시대에 AI 기반의 어르신 프로그램을 선보일 수도 있을 것이다. 그리고 어르신에게 걸맞고 유용한 프로그램이 새로 개발되기를 진심으로 희망하며, 저자는 한국시니어프로그램협회를 설립하여 현재 운영 중이다.

제10장

4차산업 혁명시대에서의
고령친화사업

의학 산업이 발달하고 고도의 경제성장으로 삶의 환경이 개선되어 고령 인구가 급증하고 있다. 따라서 각종 연금제도의 확충 등으로 인해 고령자의 경제력 증가, 고령자 간호서비스, 재가/시설의 요양서비스 등으로 인해 실버산업의 수요는 급증하고 있다.

세계 각국에서 실버산업 시장의 초창기에는 의료기술이나 생필품을 판매하는 기업이 주를 이뤘다. 그러나 최근에는 여행이나 시니어 대상의 IT 기술분야도 기업들이 눈독을 들이기 시작했다. 특히 이러한 현상은 우리 사회보다 약 10년 정도 앞서가는 일본에서 두드러지게 나타나고 있다. 저자는 S그룹 계열사에 근무하던 중, 1999년 인터넷 붐을 타고 벤처 1세대로 사업의 꿈을 키웠다. 첫발을 내디뎠던 사업 아이템이 실버분야 IT 관련 사업이었다.

2001년 1월 15일 정보통신부에서 발표한 '정보격차해소특별법'이 발효된 적 있다. '정보격차해소특별법'이란 정보에 얼마나 빨리, 누가 많은 정보를 가지고 있느냐에 따라 빈부의 격차가 벌어진다는 것이다. 즉, 남성과 여성, 젊은층과 노년층, 도시권과 지방, 화이트칼라(사무직)와 블루칼라(육체노동자) 등 정보격차를 줄이지 않으면 사회적 불균형과 프레임이 형성된다는 것이다.

본인은 젊은층과 노년층의 정보격차를 해소하는 쪽으로 사업을 시작했다. 물론 경제인구 즉 젊은층이 정보를 빨리 수집하고 응용해서 경제에 활력을 불어넣는 것은 앞으로 더욱 필요하다. 하지만 노년층은 '정보의 바다'라고 하는 인터넷을 이용하기는커녕 컴퓨터(PC)를 조작해 본 경험이 거의 없다. 즉 대부분이 컴맹 수준이다.

노년층이 인터넷을 필요로 하는 이유는 많다.
첫째, 신체적 약자로서 이제는 멀리 여행 갈 수가 없다.
둘째, 사회에서 필요로 하는 정보를 습득할 만한 창구가 신문, TV 정도로 빈약하다.
셋째, 여가는 많은데 만나서 같이 즐길만한 취미생활이 거의 없다.
넷째, 은행, 보험, 증권업무 등 접근성이 떨어진다.

이런 약점을 보완하기 위해서는 컴퓨터 조작이 쉬워야 하고 인터넷 포털사이트에 쉽게 접근해야 한다. 하지만 컴맹이란 딱지가 붙어 앞이 가로막혀 있다. '노년층의 정보격차를 해소하는 첫걸음'은 컴퓨터에 대한 거부감부터 해소해야만 한다.

이 키보드의 자판은 기존 키보드보다 4배이상 크고 키 크기는 1.25배 크기 때문에 손가락 움직임이나 학습력이 상대적으로 떨어지는 노인이나 장애인들이 배우기에 쉽다.

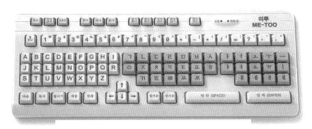

어르신 용 특수키보드(저자 특허제품)

노년층이 컴퓨터를 사용하는 데
걸림돌은 무엇인가?

2001년 2월부터 수도권 사회복지관과 노인 종합복지권을 돌며 어르신을 상대로 설문조사를 하였다. 설문조사 결과, 다소 흥미로운 부분이 있다.

1. 나는 실제 내 나이에 비해 12.5년 젊다고 생각하고 있다.
2. 컴퓨터를 조작하는데 잘못 만지면 고장 날까 두렵다.
3. 키보드가 영문 위주로 되어 있어 이해하기 어렵다.
4. 네이버, 다음과 같은 포털사이트부터 각종 SNS까지 젊은층 위주로 되어 세대 차이를 느낀다.
5. 컴퓨터는 배우고 싶다. 그러나 어렵고 비싸다.

우리 회사 제품기획팀에서 이를 극복하는 방안을 연구했다. 그리고 제품개발에 들어갔다.

– 사업 1단계: 어르신이 컴퓨터를 쉽게 조작할 수 있게 한다.
  즉, 컴퓨터를 조작하는 키보드를 어르신 용으로 전면 개조하는 것이다. 키보드의 자판 배열을 쉽게 가나다순, 알파벳 ABCD 순으로 바꾸었다. 키보드를 꾹꾹 오래 눌러도 같은 키가 반복 찍히지 않게 개조했다. 키보드 기능키를 꼭 필요한 키만 남기고 복합키도 하나의 키로 개조했다.

- 사업 2단계: 어르신 전용 포털사이트를 개설한다.

젊은층의 포털사이트가 네이버라면 노년층의 전문 포털사이트를 만들어 어르신의 회원 데이터베이스를 축적한다. 어르신이 필요로 하는 정보를 제공하고 어르신끼리 정보를 주고받는다.

- 사업 3단계: 어르신 회원을 기반으로 한 다양한 실버사업을 전개한다.

어르신 중심의 의료기기판매, 어르신끼리의 여행사업, 어르신 간의 게임사업, 어르신의 정보서비스(노인신문/노인방송사업), 실버타운 조성 등이 그것이다.

정보통신부로부터 INNO-BIZ 사업자로 선정되고 특허청에 특허와 상표도 등록하고 정부지원금으로 제품도 생산했다. 시장 반응이 좋았다. 사용 어르신으로부터 고맙다는 사용 후기도 많아서 보람도 많이 느꼈다. 하지만 유감스럽게도 사업은 실패했다.

정보통신부에서 주관하는 우수제품 박람회에 추천을 받아 중앙 부스도 배정받았다. 오후 2시경 ○○대학교 사회복지과 교수 한 분이 부스를 찾았다. 제품 평을 극찬하더니 시판가격이 얼마냐고 물었다.

"제품 가격은 제품개발비를 제외하고 순수 생산단가가 8천 원입니다. 따라서 판매가격을 1만5천 원으로 책정했습니다."

교수님은 조용히 불러 부스 뒤편으로 가더니 "30만 원에 판매하세요"라고 귀띔했다. 본인은 당시 교수의 충고를 어이없어하며 무시했다. 그리고는 그가 떠난 뒤 나도 모르게 욕설을 하고 말았다. 사회복지 교수가 나를 파렴치하게 돈에만 욕심부리는 폭리사업자로 생각한다는 것이 나를 욕되게 한다고 판단했다.

이렇게 나는 제품 판매가를 1만5천 원으로 책정하고 제품등록을 마감했다. 그리고 결국 사업 실패로 이어졌고 나의 객기이자 사업의 무능인으로 낙인을 찍힌 첫 번째 사건이 되고 말았다.

이유는 이러하다. 박람회 2개월 후, 정보통신부에서 정보격차해소특별법 시행령 하나가 발표되었다. 정보격차해소 선정제품을 보급하는데 구매자가 20%를 내면 80%는 정부가 부담한다는 내용이었다. 해당 제품을 모아놓은 카탈로그를 보는 순간, 망치로 머리를 한 대 맞은 기분이다. 우리의 제품을 제외한 모든 제품은 선진외국 수입품이었고 가격은 30만 원부터 100만 원까지 적혀 있었다.

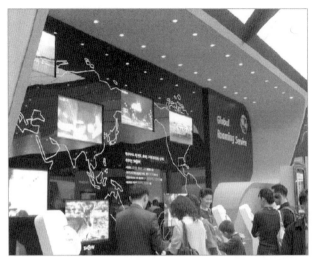

코엑스 박람회 모습

　수입하여 판매업자는 구매신청자에게 본인부담금 20%를 받지 않고 신청만 하면 무료로 배송하였다. 수입업자는 그리해도 수익금이 25%는 남는다고 한다. 소비자는 신청제품을 무상으로 받고, 수입판매상은 무료로 제공해도 25%가 남으니 우리의 제품을 구매할 이유가 없었다.

　또한, 소비자가 한번 구매하면 3년은 또 다른 제품을 구매할 수 없으니 어차피 고가의 제품을 한다는 후문도 들었다. 제품을 판매하는 전략은 이렇게 실패하였다.

　무경험자의 실수였을까? 정부에서 이런 상황을 알고도 묵인할 수밖에 없었던 것일까?

우리 팀은 심기일전했다. 왜냐하면, 우리의 목표는 제품판매수익에서 돈을 벌 생각이 아니었기 때문이다. 노인 포털사이트를 만들고 노인 회원 데이터베이스를 기반으로 다양한 실버사업를 전개하려 했었기에 또 다른 전략을 모색하였다. 전략은 아래와 같다.

우선 8천 원 원가를 1억 원어치 생산하여 무료로 보급한다. 1만2천 명의 사용자는 자동으로 노인 포털사이트의 회원으로 가입하도록 연동되어 있다. 1만2천 노인 전용 포털사이트 회원으로 포털사이트를 활성화하고 실버사업의 기반을 다지기로 했다.

이런 사업기획을 눈치챈 기업이 있었다. 바로 KT였다. 당시 KT에 신규사업 아이템이 필요했고 그것도 앞으로 주목받는 실버산업분야에 관심이 많았다. 그리하여 우리의 아이디어를 KT의 신규사업 아이템으로 검토하겠다는 KT 신사업부본부장의 제안이 들어 왔다. 두 달 가까이 정보를 교류하고 최종 협력서약서 조인하는 날, 비보가 들려 왔다.

신규사업팀 담당자가 선진사례를 위해 일본을 가서 벤치마킹을 하였는데 일본 조사팀 보고서에는 이렇게 쓰여있었다. 일본의 '실버시장' 규모는 의료, 제약, 간병, 노인 필수품을 포함하여

2025년 100조 엔(약 1,000조 원)에 이를 전망한다. 그런데 실버산업의 성장 속도는 미미하다. 일본의 베이비붐 세대인 단카이 세대가 대량으로 정년퇴직하여 실버시장은 급성장할 것으로 예상하였으나 단카이 세대 퇴직 후 소비지출은 퇴직 이전보다 오히려 5~6%가량 줄어들었다. 시니어 세대의 소비시장은 예상보다 성장 속도가 매우 느렸다. 이들은 부모와 자녀에 대한 경제적 지원을 계속해야 하는 낀 세대다. 경제적으로 미래에 대한 불안감이 크므로 그들은 함부로 지갑을 열지 않는다는 것이다.

'일본의 실버시장이 예상보다 위축되고 있으며 심지어 우리나라는 일본보다 10년 이상 차이가 나므로 지금 상황에서는 KT의 실버신규사업은 보류합니다. 한국의 실버시장 진출은 너무 빠릅니다. 앞으로 8~10년 후에 다시 검토하시죠.'

이 사건이 2003년 경이었으니 18년 가까이 시간이 흐른 2020년에도 우리나라 실버산업은 알에서 태동하기도 전이라는 상황을 생각해 보면 당시 나의 기획은 한마디로 '귀신 씻나락 깨 먹는 이야기'였다고 생각된다.

일본의 베이비붐 단카이 세대(1947~1949년생)와 우리나라 베이비붐 세대(1955년~1963년)는 약 10년 이상의 세월 차이가 난다. 그들이 경제적 어려움이 없고 자기의 삶은 스스로 개척하고 자기들을 위해 소비하는 시기가 되어야 실버산업은 뿌리를 내릴 것이다.

실버사업 중에서도 가장 의미 있는 분야 중의 하나가 시니어를 대상으로 하는 신문방송사업이다. 사람들은 자기가 정보를 듣고자 하는 분야가 서너 개씩 있다. 어떤 사람은 스포츠와 여행, 레저에 관심이 많으며, 또 어떤 사람은 정치와 경제 분야에 관심이 많다.

노인이 되면 관심사가 사람마다 다르겠지만, 통산 나이가 들면 건강과 가족의 경제적 안정에 많은 관심을 가질 것이다. 어르신 전용 포털사이트를 만들고 어르신 전용 신문을 만든다면 실버사업의 다른 분야까지 확산하기 좋을 것이다.

저자는 어르신 포털사이트를 만든 후, 노인신문을 발행하기로 했다. 대한노인회 정보통신위원을 겸직하고 있었던 2005년 9월 당시 (사)대한노인회 A 회장이 재임 시절 노인신문을 창간하는 것이 마지막 소임이라 한 바 있다. 신문을 발간하려면 취재기자부터 인쇄, 보급 등 거대한 조직이 있어야 하고 그런 조직을 경영할 막대한 자금이 필요할 것이다. 기획팀과 3개월에 걸쳐 신문사 잡지사, 인쇄업체를 수소문하고 드디어 신문제작에 경험은 없지만, 주간지와 월간지를 발간하는 강서구 소재 중견기업 회장을 만나게 되었다.

노인신문 창간에 관심을 가진 중견기업 화장은 B 회장은 막대한 부동산을 축적하고 있었지만, 사회적 지위에 대한 억척같은 욕망을 지닌 사람이었다.

노인신문을 창간하고 싶은 A 회장과 사회적 지위를 갈망했던 B 회장의 첫 번째 만남은 마포에 있는 특급호텔 커피숍이었다. 나는 확신했다. 서로를 원하고 서로의 목표를 충족시켜줄 만남이었다는 것을 말이다.

대한노인회 A 회장은 노인신문이 창간되는 날 B 회장을 대한노인회 명예 이사 임원으로 추대할 것을 약속했고 이 B 회장은 노인신문사를 새로이 설립하고 노인신문사 발기인을 B 회장과 저 자인 내가 공동으로 하기로 하고 설립주식 지분 1/3을 공로주로 받았다.

2006년 1월 노인신문의 발간 당시 신문 이름은 '노X시대' B 회장이 신문사 조직을 결성하는 동안 나는 전국 244개 시군구 노인지회장을 만나 노인신문의 창간 당위성을 설명하고 노인신문 운영에 필요한 협력지원을 요청하러 다녔다. 당시 244개 시군구 중에서 120~130개 지부를 방문했다.

이렇게 우리나라에 노인을 위한 노인신문이 창간되었다. 노인신문 편집인은 대한노인회 회장이 역임하는 것으로 하고 노인신문은 전국 대한노인회 지부에 일정량씩 보급되었다. 엄청난 성공이었다.

그리고 대한노인회 A 회장이 꿈에 그리던 과업의 완성이었다.

그러나 과업의 마무리가 개인의 마지막 무대였다. A 회장이 그 다음 해 갑자기 운명하셨던 것이다. 임기 중이었다가 공석이 된 회장 보궐선거에 노인신문사 B 회장이 신문의 힘을 빌려 신임 대한노인회 회장으로 선출되었다. 조그마한 잡지사 사장으로 사회적 지위를 꿈꾸던 B 회장이 우리나라 노인의 최고 수장자리에 앉게 된 것이다.

노인신문은 현재까지도 맥을 이어 왔다. 노인신문의 설립지분 1/3은 오늘까지 모른 체 넘어간다. 언젠가는 법정에서 해결해줄 일이려니 한다. 지금도 노인신문 사장은 B 회장의 자녀가 맡아 운영 중이다.

끝은 이렇게 허무하게 끝났지만, 당시 내가 기울였던 노력은 여전히 나의 경험으로 축적되었다. 1999년에 실버사업에 첫발을 디딘 나는 노인신문을 창간한 보람을 느끼고 관계인이 대한노인회 회장으로 연임한 것도 내가 살아온 또 하나의 발자취가 되었다.

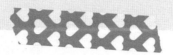

제11장

요양원의 실사구시

2014년 3월, 건강보험공단 ○○지사에서 연락이 왔다. 지역 원장 모임 임원들을 초대하여 현장에서 일하는 원장들을 격려도 하고 요양보험제도의 현장 목소리를 들어보기로 한단다. 나도 평소 궁금한 점이 있어 마침 잘 됐다 싶었다.

공단 청구시스템에 가산제도가 있다. 입소 어르신을 모시는데 적정 인력을 넘어 직원을 초과 채용해서 어르신에게 서비스를 제공하면 초과하는 것만큼 가산금을 추가 지급하는 제도다. 간호사, 사회복지사 인력 가산 이외에 요양보호사 가산도 있다. 입소 어르신 2.5명당 요양보호사 1명이 투입한다. 초과하는 요양보호사인력수만큼 일정률의 금액을 추가 제공하는데 두 가지 요건을 충족해야만 했다.

즉, 월초 급여 개시 전에 우리 요양원은 요양보호사 가산을 몇 명 신청한다고 사전 등록을 해야 하고, 월말 급여가 종료되면 사전 신청한 가산점수를 달성했을 때만 최종 가산금을 지급한다. 이런 가산제도는 어르신들에게 양질의 서비스를 제공하기 위해 현장에 인력비용을 보조하는 취지였다.

그러나 문제가 발생했다. 월초에 요양보호사를 적정 인력수보다 1명을 추가로 채용하여 서비스하기로 사전 신청을 했는데 환절기를 맞아 어르신이 그달에만 세분이 운명하셨던 것이다. 월말 초과 인력수를 계산해 보니 가산인력이 1명이 아니라 2명이 되었다. 그렇다고 요양보호사 1명을 해고할 수는 없는 노릇이었다. 공단에서는 사전 신청을 1명 하였으니 1명밖에 가산을 줄 수 없다고 했다.

어르신의 서비스 향상은 중요하고 직원의 고용문제는 관심 밖이라는 사고는 문제가 있다고 생각했다. 당연히 개선을 요구했다. 몇 달이 지나서 공단청구지침 개선안이 발표되었다. 가산제도에서 사전 가산점 신청제도는 개선되었다. 따라서 이제 사전 신청은 없다. 월말 결산하여 가산 인력수만큼 가산금을 지급하게 되었다.

어쩌면 당연한 일이었지만 제도 초창기 시행착오를 겪을 수 있기에 국가에서도 보완하고 현장의 목소리를 잘 들어준 사례였다고 생각한다.

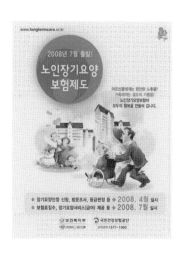

그러면 오늘날의 노인장기요양보험제도는 완벽할까? 현장에서 활동하는 대표나 원장, 나아가 근무 직원들은 아직 미흡하다고 생각한다. 앞으로도 개선되어야 할 부분을 우리는 인지해야 한다.

가장 먼저 눈에 띄는 것이 주방이다. 요양원에서 어르신의 하루

3끼 식사는 그야말로 생명줄이다. 하루 한 끼라도 걸러선 안 되고 영양분 제공이 부족해선 안 된다. 29인 이하 요양원에서 조리원의 의무인원은 한 명이다. 조리원 한 명이 일 년 365일 삼시 세끼 해결해야만 한다.

어르신의 아침 점심 저녁을 제공하기 위해서는 조리원은 새벽 6시 이전에 출근해야 하고 3끼 식사를 제공하고 뒷마무리하면 오후 6시는 넘어야 한다. 그것도 일 년 365일 하루도 빠지면 안 된다. 조리원도 하루 8시간의 근로조건을 준수해야 한다. 그리고 연차휴가도 제공해야 한다. 이런 상황이라면 조리원 의무인력이 2명이라도 정상 급식이 부족할 수도 있다. 다만, 조리원 휴무일에 요양보호사나 다른 직원이 조리업무를 대신할 수 있다고 해소방안을 그나마 제공했다.

그러나 현장의 목소리는 그게 아니다. 조리업무도 전문가의 일이다. 비전문가가 부족한 부분을 채운다고 정상적인 주방이 되지 않는다. 이를 보충하는 요양보호사도 마지못해 보조한다. 이런 상황이 입소 어르신의 식사문제를 완벽히 해소할 수는 없을 것이다. 조리원도 가산제도로 채워준다면 부족한 인력비용은 요양원 운영자가 부담할 수 있다. 어르신의 영양분 섭취와 주방의 근무 분위기를 쇄신하는 계기가 될 것이다.

또 하나의 아쉬운 점이 있다. 요양원을 개설하는데 건물의 구매는 요양원 대표가 책임져야 한다. 개원하기 전에 어르신 침대부터 주방기구, 간호 물품, 사무용 컴퓨터, 에어컨, 바닥 보일러 등 제반 시설도 요양원 대표가 책임지고 완비해야 한다. 국가 보조란 없다.

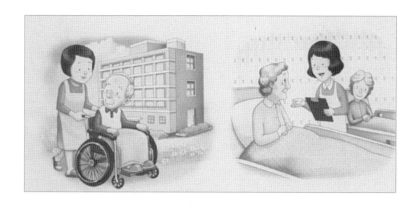

저자 역시 요양원 허가요건이니 모두 맞추어 개원했다. 개원 이후 요양원의 인건비부터 소모품과 시설 관리비 등은 공단 청구금과 보호자 본인부담금으로 운영하기 시작한다. 모든 수입과 지출은 투명하게 이루어진다. 특히 지출은 영수증이나 은행 거래명세서로 증빙해야 한다. 요양원에서 필요로 하는 제반 물품이 통상적인 상거래 형태로 이루어지지 않는 경우가 발생한다.

자택에서 사용하던 집기를 가져오기도 하고, 김치나 반찬도 가져오기도 한다. 친척집 시골에서 배추나 고추 등 유기농으로 재배해서 무상으로 유입되기도 한다. 심지어 요양보호사 직원들이 집에서 음식과 식재료를 가져오기도 한다.

사용하고 유휴장비인 운동기구나 생활용품을 가져온다. 요양원의 운영에 적잖은 도움이 된다. 이런 행위로 인한 거래는 요양원 예산집행에 반영할 길이 없다. 수익을 창출하는 일반기업이라면 잡수익으로 반영하면 된다. 하지만 비영리기관이라서 수익화할 수도 없다. 요양원 회계장부에 기록도 되지 않는다. 기부금 계정을 운영할 수 있겠지만, 대표나 직원들이 가지고 온 물품을 기증이라 하기엔 어색하다.

직원의 복지제도 향상을 위해 개선하기를 바라는 또 하나는 직원의 연차제도다. 우리나라 근로자는 근속 1년 이하는 매월 1개의 월차, 즉 초년도 일 년에는 11개의 연차가 발생하고, 일 년이 지난 다음 날부터 15개의 연차가 발생한다. 이는 근로기준법 이하 각종 규정이나 지침으로 공표되어 모든 사업장에서 적용하고 있다. 문제는 요양원의 특수근로 형태에서 발생한다.

통상 요양보호사는 연간 단위로 계약직 근로계약을 체결한다. 요양보호사의 한 직장 근속연수는 평균 2년 정도다. 요양보호사가 대부분 과거 전업주부였기에 평생직장이란 개념 보다는 근로법의 울타리 안에서 가장 유리한 처신을 모색하게 된다.

만 1년이 되면 퇴직금을 받을 수 있다. 고용보험을 이용하면 집에서 쉬면서 실업급여를 탈 수 있다. 요양원의 입사는 많이 열려 있다. 단, 만 2년을 근속하면 기간 정함이 없는 계약직으로 전환된다. 요양원에서 해고되지 않는 이상 실업급여를 신청할 수 없는 것이다. 이런 생활 속에서 요양원 운영자는 현실적으로 직원의 사직을 막기 어렵다.

강압적인 방법은 대안이 아니다. 모든 직원이 이를 악용하지는 않는다. 문제는 다른 곳에서 발생한다. 만 1년을 채우거나 만 2년을 채우고 퇴사를 하면 이때 발생하는 연차 15개는 사용할 방법이 없다. 요양원에서 미사용 연차수당을 돈으로 지급해야 한다. 15개 연차를 근무 기간에 사용하면 발생하지 않은 연차를 선집행 한 것으로 부정행위가 되고 1~2년 만기 이후에는 근무하지 않으므로 사용할 기회조차 없다. 따라서 어찌하건 미사용 연차는 요양원 운영자가 현금으로 지급해야 한다.

건강보험공단이나 시청에서는 평생직장으로서 이런 유사한 일이 벌어지지 않는다. 보건복지부와 건강보험공단에 해소방안을 물어보면 '어쩔 수 없습니다. 요양원의 특수 상황이라 현재로선 아무런~~'이라는 무책임한 말만 되돌아온다.

통상 50명의 직원을 거느리고 있다면 일 년에 15명 정도는 같은 상황이 발생한다. 연간 1,500만 원의 미사용 연차를 현금으로 지급하는 실정이다. 이런 상황을 요양원 자체에서 해결하기엔 너무 큰 부담이다.

또 하나 아쉬움 점은 앞에도 언급했던 요양원 개설요건에 기재되어 있는 5층 이상 허가 불허 문제다. 정확하게 입법예고인지 입법공표인지 아직 검토 중인지 명확하진 않다. 그러나 요양원의 난립을 억제하려는 정책임에는 의심치 않는다.

대외적인 명분은 화재 시 긴급대피가 곤란하다는 것이다. 물론 고층일수록 대피가 어렵다는 것은 인정한다. 단 한 가지 이유라면 이면효과를 생각할 필요가 있다는 것이다. 저층이라고 해서 계단을 이용하는 어르신은 없다. 모든 층에서 엘리베이터를 이용할 수밖에 없다.

그리고 고층일수록 어르신에게 조망권을 제공한다. 함부로 외출할 수 없는 어르신에게 조망권은 버릴 수 없는 기본 권리다. 게다가 고층일수록 건물 구매가 저렴하다. 요양원 운영자에게 구매 자금을 지원하는 것도 아니며 공단청구 수가도 전국 어디서나 동일하다. 따라서 정부의 5층 이상 제약조건은 좀 더 설득력 있는 명분이 필요할 것으로 보인다.

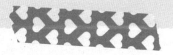

제12장

가야만 하는 길

2020년 11월 ○○ 증권 회사에서 향후 트렌드 조사에서 고령화 사회에서 주목받는 직종 상위 4가지를 발표한 적이 있다.

1. 보건의료분야(간병인, 요양보호사, 간호사, 물리치료사 등)
2. 사회복지사
3. 수의사
4. 노년플래너

상기 4가지 중에서 3가지 직종군이 요양원에서 근무하고 있다.

아무리 4차 산업이 발달하여 컴퓨터 인공지능, 로봇기술이 발달해도 사람의 정서를 감싸주고 건강을 돌보는 직업은 사라지지 않는다는 것이다. 2020년에 태어나는 사람은 평균수명 120살이라는 예측과 함께 우리는 노년의 삶을 어떻게 지낼 것인가가 지금 살아가는 사람의 최대 관심사임은 틀림없다.

우리나라 베이비붐 세대 1955년~1963년에는 1년에 약 100만 명의 신생아가 태어나 지금 환갑의 시니어 세대로 불리고 있다. 이들은 조만간 사회에서 명예퇴직하고 경제산업의 일터에서 물러나다. 제2의 삶을 개척하고 있지만 자기가 살아온 터전에서 크게 벗어나지 못하고 있다. 그들이 설 땅은 점차 좁아지고 있다.

경제적 여력도 떨어지고 사회적 융화력도 저하되어 가정에서조차 따뜻한 대우를 받지 못하고 우울증에 시달리는 실정이다.

아마 십 년이란 세월이 흐르면 그들만의 모임도 영향력을 발휘하지 못하고 사회에서 쓸쓸히 사라져 갈 것이다. 그들은 지금의 요양원 형태가 아니라 조금은 덜 구속받으며 자기의 개성과 취미를 피력할 수 있는 활동무대를 찾으려 할 것이다. 선진 고령화 문화가 자리 잡은 선례를 보면 우리나라에도 시니어 타운이나 노인복합주거센터 형태의 또 다른 형태의 주거문화가 선보일 것이다. 아마 정보통신과 AI 인공지능이 어떻게 발전하느냐에 따라 우리가 예상치 못한 모습으로 변형되기도 할 것이다.

2021년은 노인장기요양보험제도 도입 13년 차다. 2008년 도입 초기와 비교해 보면, 엄청난 변화가 있었고, 전반적인 시스템도 안정화 되어 있다.

하지만, 요양보험 위탁관리자인 지자체와 건강보험공단의 입장과 현장 근로자의 입장 차는 괴리가 매우 크다. 서로 앉아 있는 자세와 바라는 욕구가 다를 수밖에 없다. 하지만 입소자의 서비스를 만족시켜 국민 노년의 삶을 행복하게 지켜드리는 궁극적인 목적까지 다를 순 없다.

그렇다면 시행자와 관리자의 입장 차를 줄일 방안은 없을까?

산업자원부나 중소기업청처럼 수익을 창출하는 민간기업을 관리하는 것이라면 애덤 스미스의 '보이지 않는 손' 논리로 자유경쟁체제 속에서 최소한의 통제만으로 테두리를 형성할 수 있다. 보건복지부의 요양시설은 비영리기관으로 엄격한 틀 속에서 통제받고 있다. 민간이 투자했다고 민간기업도 아니고 국가 예산으로 운영한다고 공공기관도 아니다. 현장에서 일하는 요양시설 운영자는 정체성을 잃고 갈팡질팡하고 있다.

이렇게 13년의 세월이 흐른 것이다. 이제는 명확한 주소를 알려주고 그들에게 책임의 범위와 권한의 범위를 설정해 줄 때가 되었다. 그동안 운영해온 많은 경험과 다양한 시행착오를 토대로 곰곰이 생각해 보면 의외로 해결방안은 간단할 수도 있다.

노인요양시설의 운영요건을 다시 한 번 정리해 보면
첫째, 수익창출은 불허한다(비영리기관).
둘째, 수입과 지출은 주어진 규정/틀 안에서만 운영하라.
셋째, 고객(입소자와 보호자)의 욕구를 만족시켜라.

상기 요건을 충족시키는 방안은 무엇일까?

첫째, 전국 요양원이 비영리로 운영되고, 수익을 창출하지 않으니 서로 치열한 경쟁을 치를 이유도 없고, 원가 절감이나 판매증대 등의 전략이 커다란 의미가 없다.

둘째, 전국 급여청구 수가가 같아 수입규모는 거의 동일하다 비급여 식대나 특실비 추가일 뿐 정해진 정원 안에서 매상을 늘릴 수도 없다. 요양원 수입금의 70%에 달하는 직원급여도 매년 발표되는 최저임금으로 정해지고 식재료나 기저귀, 운영비도 지역별로 큰 차이가 없다. 요양원이 공단의 요양급여지침을 동일하게 적용해야 하고 전국 요양원에서 사용하는 서류양식 통일화되어 있다.

셋째, 전국 입소자(고객)의 케어 목적 또한 전국이 다를 바 없다. 공단에서 내려준 매뉴얼대로 운영하면 실수하지 않으니 직원의 서비스 질만 높여 정성껏 모시면 된다.

이런 상황에서 요양원별로 남다른 운영전략을 세울 수 있을지 의문이 든다. 전국 요양원의 업무가 통일되어도 아무런 문제도 없고 현장에서도 정해진대로 움직이면 된다. 그렇다면 의외로 답은 간단하다.

전국 모든 요양원에 '획일적인 정보시스템 구축'을 마련해 주는 것이다. 요즘 우리나라 정보통신기술은 가히 세계 최고라 해도 과언이 아니다. 인터넷 속도는 물론 5G LTE 수준으로 무선 또한 빠르고 정확하다. 그렇다면 차라리 건강보험공단에서 요양원 관리시스템(ERP)을 구축하고 모든 업무를 정보시스템으로 운영시킨다면 청구작업에 실수도 없다. 부정청구도 발생하지 않는다.

회계법이 바뀌고, 세무규정이 바뀌고, 노동법이 매년 바뀌어도 현장에서는 제공되는 정보시스템에 맞추어 근무하면 시시비비도 사라질 것이다. 입소자의 입·퇴소나 병원 입원, 외출외박도 자동으로 산출되고, 직원의 휴가나 입·퇴사도 정확히 등록되어 청구작업에 실수도 없어진다.

현시점에서도 공단 홈페이지에 활용할 만한 정보화 시스템이 일부 도입되어 있다. 다만, 현장에서 적용하기에 부족함이 많고 다른 업무와 연동성이 없어 홈페이지 정보시스템을 사용하면 이중작업을 해야 하는 부분이 많아 아예 손도 안 대는 사람이 많은 것이 흠이라면 흠일까.

앞에서도 언급했지만, 요양원 처지에서 보면 건강보험공단은 수입 부분만을 관장하고 지자체에서는 지출 부분만 관장하고 있으므로 공단 홈페이지와 시청의 W4C(사회정보시스템)가 따로따로 움직인다.

요즘 기업 ERP 시스템 구축 전문업체의 기술력은 대단하다. 국가사업으로 장기요양정보시스템 구축사업 용역을 준다면 저자가 제기한 통제관리시스템은 10개월 정도면 완벽하게 완성된다. 청구부정이 사라지면 국가 예산의 누수도 사전에 막을 수 있고 인건비 지출이나 노무 조건도 누구 하나 불만을 토로하지 않을 것이며 공단 정기평가나 지자체 지도점검도 정보시스템으로 통제할 수 있다.

이것이 가능한 이유는 노인장기 요양기관들이 비영리기관이고 근로자의 근무조건이나 급여조건이 동등하고, 고객에 대한 서비스도 요양원 간에 커다란 차이가 없기 때문이다. 국가 차원에서도 바람직할 것이며 주어진 예산범위 안에서 현장에서는 운용하고 그만큼 고객의 불만도 줄어들 것이다.

노인장기요양보험제도가 정부시책 중에서 국민만족도 1위를 계속 유지하고 있으니 지금처럼만 운영해도 무난할지 모른다. 저자의 생각이 너무 앞서간다고 생각할 수도 있을 것이다. 그리고 정부에서 더 훌륭한 계획을 준비하고 있는지도 모른다. 단지 현장에서 활동하는 수십만 일꾼의 한사람으로서 현 상황이 안타까워 외치는 소리다.

따스한 봄날이 오면, 얼음장 밑으로 가느다란 물 흐르는 소리가 들린다. 올챙이가 알에서 깨어나고 기나긴 겨울을 지낸 풀뿌리가 싹을 틔운다. 계절이 바뀔 때마다 변하는 게 자연이다. 그런 자연 속에서 사는 사람은 자연의 법칙을 거슬러선 안 된다.

요양원 업계도 서서히 변화의 물결이 밀려온다. 보건복지부의 요양정책도 매년 다듬어진다. 한 발 한 발 내딛는 모습이 느껴지기에 다행이라 생각한다. 그러나 현장의 목소리가 작아지는 것이 희망을 포기하기 때문에 목소리가 작아지는 것이 아니길 바란다.

마지막으로 요양원에 새로 발을 내딛으려는 사람들에게 한마디만 남기고 싶다.

"우리가 살아갈 터전을 우리가 만들고 있음을 항시 잊지 마세요!"

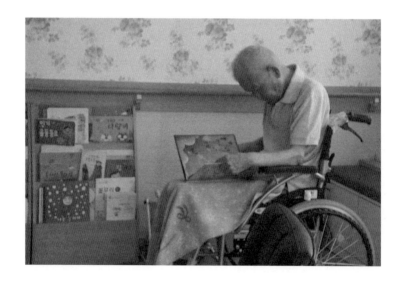

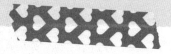

에필로그

하나. 요양원의 하루 24시

둘. 요양원의 사건 24시

셋. 요양원의 행복 24시

하나. 요양원의 하루 24시

요양원의 하루는 우리 일반사람의 시계보다 두 시간 정도 빠르다. 먼동이 트기 전, 4시 옆에 계신 어르신들이 기침하자 여기저기 하품을 하신다. 또 하루가 시작된다.

교대로 잠을 자던 요양보호사가 어르신의 기침 소리에 움찔하며 일어난다. 젊은 남자들이 군대 가서 매일 밤 한 시간씩 불침번을 서면서 동료들의 안전을 지키던 모습과 다를 바 없다.

아마 젊은 군인들보다도 요양원의 요양보호사 선생님들이 더 힘들고 더 긴장한다. 야간 한밤중에 4시간밖에 쉬는 시간이 없다. 주어진 4시간도 어르신이 화장실 가시거나 열이 나시거나 몸이 아프다고 하시면 그 시간마저도 온전히 쉴 수가 없다. 수면 시간이라기보다는 가면 상태로 4시간을 지내야 한다.

새벽 4시경, 비몽사몽 간에 눈을 떴지만, 어르신이 여기저기서 부르는 소리가 들린다. 어제 미열이 있고 혈압이 불안정한 어르신이 있어서 그 어르신 가까운 현관에서 눈을 잠시 붙였던 요양보호사 선생님이 조그만 기침 소리에 놀라 깼다.

요양보호사 1명이 7~8명을 돌봐야 하니 눈을 뜨자마자 이 방

저 방 라운딩을 한다. 대소변을 못 가리는 어르신은 기저귀를 갈아야 하고 침대에서 홀로 움직일 수 없는 와상 어르신은 이리저리 체위변경을 하여 피부병이 악화되지 않도록 해야만 한다.

최근에는 메르스, 코로나 등 변이 바이러스 감염병이 나돌아 어르신의 기침 소리만 들으면 제일 먼저 체온을 체크하고 가래 유무를 살펴본다. 새벽 5시 반 정도 되니 조리원 선생님이 주방의 전기 스위치를 올린다. 현관 전체에도 전깃불이 켜지니 바지런한 어르신 몇 분이 화장실도 오가고 중앙홀 쿠션 의자에 걸터앉아 선생님 일하는 모습을 쳐다본다.

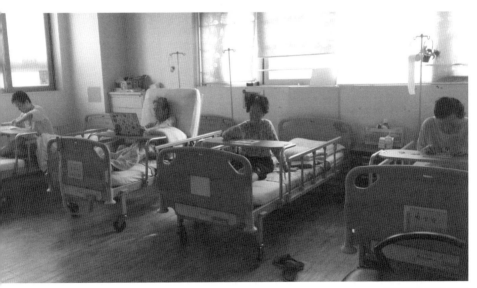

요양원의 아침 풍경

6시가 넘어서자 어르신 생활실마다 설치된 텔레비전이 하나하나 켜지고 아침 뉴스 소리가 여기저기 들린다. 화장실 다녀오신 어르신은 옷을 갈아입고 얼굴에 화장도 하시는데 요구하는 것은 왜 이리도 많은지 이 방 저 방 선생님 부르는 소리가 엇갈려 들려온다. 허둥지둥 잔가지 심부름을 하고 있는데 주방에서 아침 식사 준비가 다 끝났다고 연락 오니 본격적인 전쟁이 시작되는 느낌이다.

틀니 챙겨달라는 어르신,
마실 물이 엎질러졌다고 다시 달라는 어르신,
반찬이 싱겁다고 소금 달라는 어르신,
수저와 젓가락을 혼자 할 수 없어 직접 식사 수발하는 어르신,
게다가, 벌써 다 드시고는 약을 챙겨달라고 소리치는 어르신,

아수라장의 요양원 아침 현장에 익숙한 요양보호사 선생님들은 당황하는 기색이 없다. 어르신들도 자기 딸이나 며느리 대하듯 편안하게 느끼시고 이렇게 아침 시간은 지나간다.

어르신들이 아침 식사를 하고 약을 드시고 나서는 모두 안정을 찾으셨다. 마음이 편하니 침대에 누워 눈을 감고 각자 휴식을 취하신다. 아침 8시 30분이 되자 '아침보건체조' 음악 소리가

요양원 전체에 울려 퍼진다. 요양보호사, 사회복지사, 간호사, 원장님까지 모두 중앙홀에 나와 보건체조를 한다.

거동이 가능한 어르신과 불편하더라도 휠체어 타고 나오시는 어르신 모두 모여 다 함께 보건체조를 한다. 매일 하는 보건체조지만 조금도 흐트러짐 없이 꼿꼿이 따라 하신다.

어르신에게는 남아 있는 잔존능력을 최대한 유지하는 길이고, 직원들에게는 어르신 케어할 때 허리와 어깨 등 근골격계 질환 예방을 위하여 꼭 근육을 풀어야 하기 때문이다. 마침 아침 햇살이 창문 너머 따스하게 들어오니 자연의 기운을 받아 더욱 활력을 찾는다.

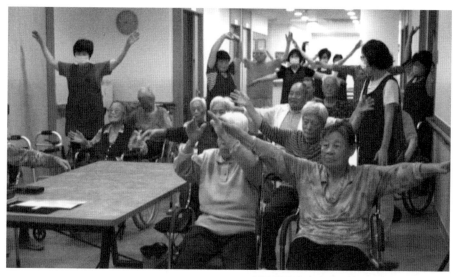

어르신들의 보건체조 (요양원의 아침의 시작)

보건체조가 끝나고 어르신들이 삼삼오오 창 측에 모여 담소를 나누는 동안에 직원들은 테이블에 둘러앉아 어제 일어났던 일과를 인수인계하기 위해 직원회의를 한다.

- 김○○ 할머니는 어제 아드님이 면회가 와서 과자를 드시고는 눈물을 보이셨다.
- 박○○ 할아버지는 저녁 식사를 하는 도중 반찬을 엎질러 옷을 다시 갈아 입히셨다.
- 정○○ 할머니는 간밤에 주무시지 않고 밤새 돌아다니셔서 다른 어르신들도 잠을 설치셨다

하루 24시 벌어진 사건 사고가 오늘 근무할 직원들에게 전달되고, 간호사로부터 긴급 대응할 방안을 지시받는다.

꼼꼼히 노트에 메모하는 요양보호사의 모습을 보니 골치 아프기보다는 든든한 마음이 든다. 어르신마다 특이사항이 적혀 있는 메모장에는 사랑과 정성이 가득 담겨있다.

오늘 하루 첫 번째 수행과제는 목욕이다.

일주일에 한 번은 모든 어르신이 목욕한다. 물론 여름철에는 중간중간 추가로 시행하지만, 꼭 일주일에 한 번 이상은 목욕을 하게 되어 있다. 침대를 벗어날 수 없는 와상 어르신도 침상목욕을 한다.

어르신이 목욕하기 직전에 심신 상태를 확인한다. 체온도 재고 혈압과 얼굴 상태, 피부 상태를 체크하고 목욕한 이후 어르신의 심신 상태를 다시 파악하여 목욕 전후를 비교해 본다. 목욕으로 인하여 열이 오르거나 얼굴이 창백해지면 즉시 간호사가 정밀 진단한다.

어르신이 목욕하고 드라이기로 머리를 말리니 모두가 청춘이다. 얼굴에 화색이 돌고 산뜻한 기분이 드시는지 콧노래를 부르시는 어르신이 많다. 손발톱을 깎아드리고 어떤 어르신은 머리카락이 길어 오늘은 이발도 했다.

직원 중에서 이미용 기술자가 있어 어르신에게 무료로 이발봉사를 제공한다. 이발하신 할아버지는 옆방에 계신 할머니에게 잘 보이기 위해 할머니 방문 앞에서 10분을 서성거리다가 할아버지 방으로 들어가셨다.

요양보호사가 목욕도움을 실행하는 동안에 간호사는 입소하신 모든 어르신의 신체 바이털을 체크한다. 체온과 혈압, 맥박은 기본이고, 혈당이 높은 어르신, 욕창 위험이 있는 어르신, 비위관이나 도뇨관을 끼고 있는 어르신은 특별히 관찰하고 소독도 해야 한다.

갑자기 체온이 오른 어르신은 정밀진단하여 담당 의사에게 전화하여 어르신의 안전을 위해 별도 처방을 받는다. 나이가 많이 드신 어르신은 하루하루가 다르기 때문이다.

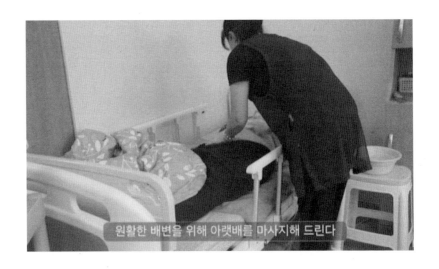
원활한 배변을 위해 아랫배를 마사지해 드린다

　오전 11시, 사회복지사 선생님이 어르신마다 찾아가서 이야기를 나눈다. 어제 일어난 일을 기억하는지도 물어보고, 가족의 이름과 고향 추억도 물어본다. 인지능력도 확인하고, 정서적으로 불안감이 있는지, 옆에 있는 어르신과 사회적 관계도 원만한지 체크해 보고 손발의 움직임도 눈여겨본다.

　때로는 텔레비전에 나오는 뉴스를 보면서 세상 돌아가는 이야기도 나누어 사회의 일원이라는 정체성도 심어 준다. 오늘도 코로나 상황을 각인시켜 외출이나 외박, 면회가 통제되었음을 알려드리고 서운하거나 우울증이 나타나지 않도록 안정을 꾀해 드린다.

　오늘은 마침 어제 입소하신 최〇〇 할머니의 인지 기능검사를 했다. 시간과 장소를 인지하는지 알아보는 지남력 테스트를 비롯하여 도형 감각, 기억력 검사, 이해력 검사 등 치매 정도를 파악하는 검사다.

이 검사결과는 어르신이 요양원에서 생활하는데 프로그램 참여그룹을 설정하거나 다른 어르신과 함께 생활하는 방을 선정하는데에도 활용된다. 일 년에 한 번 정도 검사하여 어르신의 인지능력 변화를 관찰한다.

어제 오신 할머니는 예전 젊었을 때 기억은 괜찮은데 엊그제 있었던 일을 기억하지 못한다. 단기 치매 증상으로 심할 경우, 조금 전에 약을 복용하고도 안 먹었다고 약을 또 달라고 떼쓰는 경우가 많다.

낮 12시, 점심시간이다. 요양보호사 선생님은 콧줄(비위관)로 식사하시는 어르신부터 식사 케어를 한다. 연하능력이 미미하여 입으로 식사를 못 하시는 어르신이다. 자칫 잘못 식사하여 음식물 찌꺼기가 식도가 아닌 폐 쪽으로 흘러들어 가면 폐렴의 위험이 크다. 폐렴은 요양원에서 돌아가시는 사망원인의 1위다. 다른 질환이 있어도 폐렴의 합병증이 나타나면 고열로 시작되어 운명하시는 경우가 허다하다.

콧줄(비위관)로 영양분을 섭취하는 어르신은 일반식 어르신보다 식생활이 더 안정적일 수 있다. 정량 식사에 영양분 섭취도 높아 생활하시는 데 큰 어려움은 없다. 박○○ 어르신은 치아가

거의 없는데 틀니도 없어 식사시간이 50분 걸린다. 다른 어르신은 모두 식사가 끝나서 양치질도 다 했는데 그때까지도 식사하신다. 매일 습관이 되어 다른 어르신도 참고 옆에서 기다려 주신다. 이게 어르신들이 함께 살아가는 모습이다.

오후 2시, 요양원의 즐거운 시간, 프로그램 시간이 되었다. 사회복지사가 매일 2시가 되면 다양한 프로그램을 가지고 어르신 앞에 나타난다. 일주일에 3번은 인지능력 향상을 위한 프로그램을 진행하고, 일주일에 한 번은 여가프로그램을 진행한다.

퍼즐 맞추기도 하고, 미술 색칠하기도 하고, 공놀이, 풍선 놀이, 구슬 꿰기 등이 있지만, 오늘은 흘러간 노래에 맞추어 율동을 하는 '실버체조' 프로그램을 하는 날이다.

노래방기기에서 흘러나오는 구수한 뽕짝 노래에 사회복지사가 손을 높이 올리고 박수를 치고 옆 사람과 손을 잡는다. 어르신도 사회복지사 율동을 보며 곧잘 따라 하신다. 6가지 동작이 반복되다 보니 헷갈리시는지 대충 흉내만 내신다. 그래도 틀리지 않으려 유심히 보고 따라 하시니 그것만으로도 충분하다.

정○○ 할머니는 율동은 안되지만, 노래는 잘한다고 마이크를 잡고 흥얼거리신다. 오늘도 즐거운 한 시간을 보내고도 아쉬운 듯 자리를 떠나지 않으신다. 마침 요양보호사 선생님이 간식거리를 가지고 와서 어르신 모두에게 나누어 드린다. 오늘 간식은 고구마 삶은 것과 우유 한 컵씩이다.

노래와 율동을 마치고 간식을 드시며 "이건 누가 주는 거야? 공짜야? 선생님들 먹을 것은 있나?"

어제 물어본 것과 똑같은 말을 오늘도 또 물어보신다.

어르신들은 예전에 느껴보지 행복감을 경험하는 듯했고 오늘 같은 날이 내일엔 없을 거라는 생각을 하신듯하다. 하지만 내일은 더욱 재미있는 프로그램이 펼쳐질 거라고 우리는 확신 한다.

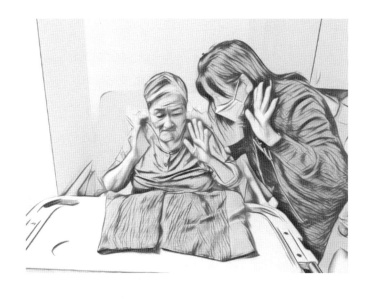

오후 4시. 김○○ 할아버지는 치과에 다녀오시고, 최○○ 할머니는 동네 공원에 산책을 다녀오시고, 오○○ 할머니는 딸이

면회 와서 잠시 외출하셨다. 시간이 흘러 5시가 되니 저녁식사시간이 되었다. 매일 같은 시각에 식사하지만, 식사의 식단은 매일 다르다. 오늘은 소고깃국에 시금치나물무침, 오징어젓갈이 나왔다. 반찬이 매번 다르니 질리거나 반찬 투정을 하지 않으신다. 먼저 식사를 마친 어르신이 화장실로 가서 양치질하고 세수도 하고 일과를 깨끗이 마무리한다. 요양보호사가 빨래도 하고 빨랫감을 정리하는데 어르신도 옆에 와서 거들어 주신다. 왕년에 많이 해 보았다고 자기 자랑이 더 많다.

지난달 매일 집에 가신다고 보따리 싸 들고 정문 앞에서 서성거리며 문 열어 달라고 소리치던 어르신이 이제는 즐겁고 신나는 여기 요양원이 더 좋다고 너스레를 떠신다. 아마도 그게 맞을지도 모른다. 아들과 며느리 손주들과 함께 살았던 작년에는 온종일 집 지키는 게 일이었다. 가족 모두가 일터와 학교에 가고 아무도 없어 낮 동안 방구석에 앉아만 있었고, 저녁에 아이들이 들어오면 피곤하다고 각자 자기 방으로 들어가 버리니 어르신은 허망하기 그지없을 터였다.

외롭고 심심하기도 했겠지만 먹을 것도 변변치 않아 굶기가 일쑤였다고 한다. 하지만 이제는 달라졌다. 식사 때가 되면 맛있는 음식이 나타난다. 때맞추어 약을 먹는 것도 꼬박꼬박 챙겨준다. 사회복지사 그리고 옆 어르신들과 즐거운 프로그램을 하며 웃고 신나서 흔든다. 몸 어디라도 불편하면 요양보호사가 와서 물어보고 챙겨주고 같이 놀아준다. 왜 여태껏 집에서 쓸쓸히 지냈는지 후회스럽다며 환하게 미소 지으신다.

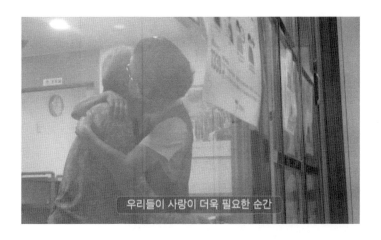

어르신들이 하루 일상이 마무리되고 한분 한분 침대에 눕는다. 아무 일 없이 지나간 것이 다행이다. 하지만 어르신들은 집에 있는 자식들이 더 걱정이란다. 요즘 세상 힘들고 스트레스받는데 우리 자식을 어떻게 지내는지 궁금하시단다. 어르신이 다가와서 전화 한 통을 부탁한다. 자식이 보고 싶다며 목소리를 듣고 싶다고 말씀하시는 걸 보면서 역시 핏줄은 물보다 진하는 생각이 든다. 그리고 그 핏줄은 딸보다는 아들에 더 이어져 있는 듯한 어르신을 보면서 '역시 옛날 분이시네'라는 생각에 애달픈 미소도 지어진다.

둘. 요양원의 사건 24시

- 공포의 휴대폰 소리

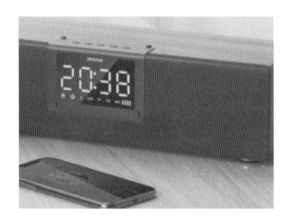

2019년 11월, 자정이 가까워지는 오후 11시 40분, 고된 하루가 끝나고 잠자리에 들었다. 이불 속에서 들려오는 띠리링~~ 휴대폰이 울린다. 순간, 이크 '오늘은 어떤 어르신인가? 혹여 낙상 사고는 아닐까?' 걱정스러운 마음에 부랴부랴 휴대폰을 꺼내어 들여다보니 아니나 다를까 요양원 전화다. 다급히 물어본다 "뭔 일이에요?"

"지난주에 입소하신 최○○ 어르신이 지금 열이 39도까지 올라가요."

"우선, 급한 대로 냉찜질로 열을 잡아보시고, 간호사에게도 연락하세요. 제가 바로 요양원으로 갈게요."

나의 휴대폰은 언제나 침대 머리맡을 지키고 있다

가을밤 바람이 차지만 급한 대로 추리닝 차림으로 아파트 지하 주차장으로 내려간다. 짧은 3분간에도 머릿속은 걱정거리로 가득하다. 며칠 전에도 고열로 한 어르신이 ○○병원으로 이송되어 입원 치료 중인데 계절이 바뀌는 환절기라서 어르신의 호흡기 질환이 유행처럼 밀어닥친다.

이번 어르신은 지난주 ○○병원에서 급성폐렴으로 치료를 받고 처방받은 약으로 투약만 잘하면 괜찮을 거라 진단받고 들어오신 어르신으로 1인실 특별실로 모시고 있었는데 갑자기 39도 고열이라니 폐렴이 재발했나 걱정이 태산이다.

요양원에 도착하니 간호사가 먼저 와서 체온, 맥박, 혈압 등 바이탈을 체크하고 있었다. 급한 대로 해열제를 드려 38.2도까지 내려갔으나 혈압도 150까지 오르락내리락했다고 한다. 가래소리가 들끓지만, 오늘 낮 현상과 비슷하단다.

자정이 지난 시각이라 한밤중에 보호자에게 전화하기가 꺼려진다. 가뜩이나 효심이 깊은 따님이 놀라서 기겁할까 봐 눈앞이 아른거린다. 일단 열이 내려가고 있으니 좀 더 지켜보기로 한다.

차가운 물수건으로 손과 발을 닦아드리고, 이마엔 좀 더 차가운 수건으로 올려드렸다. 요양보호사 두 명이 번갈아 가며 손발을 주무르고 이불 속으로 손을 넣어 가련히 흐르는 땀을 씻어드린다.

옆에 누워계신 할머니도 걱정되는지 뭐라 중얼거리시고는 이내 돌아누웠다. 창문도 조금 열어 가을바람이 솔솔 들어오게 하고 땀내도 빠지게 통풍을 해 드렸다. 온갖 정성으로 한 시경까지 케어해 드리니 열이 37.8도까지 내려갔다.

다소 안심이 되었고 문밖 현관에 의자에 앉아 눈을 감는다. 자연스레 두 손이 모이고 어딘가에 의지하려는 자세가 갖추어진다. 신앙심도 약한 내게 직업병이 걸렸나 보다. 새벽 두 시가 지났을까 차츰 열이 내리는지 어르신도 잠이 들었다. 간호사와 요양원을 나오면서 서로를 다독거린다. 이게 우리의 사명이요, 운명이다.

– 어르신의 실종사건

2013년 5월 날씨가 완연한 봄날이다. 어르신들도 봄을 타는지 연신 창밖을 내다본다.

"어르신, 아드님이 요즘 바쁜가 봐요. 면회도 뜸한 데다가 전화를 해도 용건만 말하고 금방 끊으시네요."

어르신은 창밖 멀리서 보이는 철쭉꽃을 손으로 가리키며 무어라 중얼거리신다. 봄바람을 쏘이고 싶은 표정이다. 20분가량을 그냥 그 자세로 가만히 계시는 모습이 나도 안타깝게 느껴진다.

"어르신, 다음 주 화요일에는 봄나들이 행사가 있어요, 어르신도 가시겠어요?"

할아버지는 기우뚱 하지만 걸음걸이가 제법 빨라 봄나들이 가는데 아무런 문제가 되지 않는다. 어르신은 동쪽을 가리키며 내가 어릴 적에 살던 마을이라며 항시 그쪽을 바라보고 계셨다. 지금은 많이 변했지만, 어르신이 살던 집은 아직 그대로라고 하신다.

어르신은 며칠 동안 식사도 잘하신다. 무언가 희망이 있고 하고 싶은 게 많으신가 보다. 그리곤 오늘이 무슨 요일이냐고 물으신다.

"어르신 어제 물어봐서 목요일이라 가르쳐 드렸는데 잊으셨어요, 오늘은 금요일이에요"

고개를 끄덕이시곤 손가락으로 하나둘 세어보신다. 점심을 드시고 다리를 굽혔다 폈다 운동도 하시고 숨도 크게 쉬어 본다.

"어르신 요즘 봄을 타나 봐요, 얼굴색도 좋아지시고 말소리도 카랑카랑하시네요"

어르신은 빙그레 웃어 보이신다.

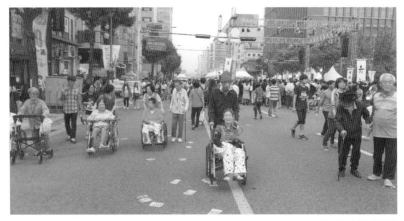
어르신의 봄나들이

　며칠이 지나 5월 중순 화요일이다. 오늘따라 화창하고 바람도 잔잔한 게 봄나들이하기엔 안성맞춤이다. 요양원 차량과 이웃에서 빌린 학원 봉고차로 14분을 모시고 봄나들이 가는 날이다.

　요양보호사 8명 중에서 다섯 명은 요양원에서 나머지 어르신을 돌보고, 사회복지사 1명, 간호사 1명, 요양보호사 3명, 그리고 나와 사회복무요원 2명, 모두 8명이 안내원 행세를 했다. 간단한 김밥도 준비하고 마실 물과 딸기 두 봉지도 깨끗이 씻어 간식거리로 준비했다.

　걷기 힘든 어르신을 위해 휠체어도 5개 실었고, 어르신의 가슴에는 요양원 이름과 전화번호도 새겨 이름표를 달아 드렸다. 요양원에서 차량으로 25분 거리에 있는 강가에서 꽃축제가 있어 행선지는 그리로 정했다.

꽃축제가 유료입장이지만 요양원 어르신이라서 무료라고 한다. 우리도 좋아했지만, 어르신들은 차에서 내리자마자 들뜬 마음에 표정이 환해졌다. 직원 한 명당 어르신 두 분을 맡아서 사진도 찍고, 이야기도 나누며 천천히 구경하셨다. 지나가던 꽃축제 관람객들도 어르신의 안전을 위해 자리를 비켜 주었고 인사말도 건네주었다.

12시경 꽃축제 7번 원두막에 모여 맛있는 김밥으로 점심을 먹었다. 5월 중순이라도 햇볕을 쬐니 더워서 땀이 난다. 부채로 더위를 식히니 나른해진다. 어르신들을 나무 밑 그늘로 모시려고 한분 한분 안내를 한다.

"어? ○○○ 할아버지가 안 보여요!"

사회복무요원이 큰소리로 외쳤다.

"무슨 말이야 나무그늘에 먼저 가신 거 아니야? 다시 찾아봐!"

하지만 어르신은 보이지 않는다.

어르신을 세어보니 13분, 틀림없이 ○○○ 할아버지가 안 보인다. 당황한 사회복지사와 간호사가 반경 50m는 빙글빙글 돌았다. 며칠 전부터 내가 예전에 살던 마을이 요 근처라고 하던 말이 생각났다.

평소 어르신의 걸음걸이로 봤을 때, 멀리 가시진 않았을 텐데 안 보인다. 꽃축제에 오신 관람객이 너무 많아 알록달록한 옷 모양과 색깔이 화려해서 더욱 혼란스럽다. 당황한 나는 관람객의 옷과 몸을 부딪치면서 이리저리 뛰어다녔다. 큰일이다. 어르신이 넘어져 다치시거나 강물에 빠지시면 그야말로 대형 사고다.

순간, 생각났다. 우선 축제 중앙사무실로 달려갔다. 축제 안내 방송을 이용하여 도움을 받기로 했다.

"어르신을 찾습니다. 나이는 87세 할아버지, 이름은 ○○○, 상의는 연두색 티셔츠, 하의는 보라색 추리닝, 가슴에 이름표를 단 어르신입니다. 걸음걸이는 한발을 절어 기우뚱거리지만, 발이 빠른 편입니다. 보신 분은 중앙사무실로 급히 연락 바랍니다."

서너 번 방송해도 소식이 없다. 나는 축제장에서 가장 높은 언덕으로 올라갔고 행여나 거기선 보일까 숨을 가쁘게 쉬면서 사방을 둘러 봤다.

인파가 너무 많아 누가 누군지 판가름하기가 쉽지 않았다. 한데 언덕 뒤편 간이화장실 앞에서 실랑이가 벌어졌다. 젊은 청년 셋이서 화장실 앞에서 어떤 할아버지에게 꼼꼼히 물어보고 있었다. 옷차림도 비슷하다. 우리 어르신이길 바라면서 뛰었다. 긴장했을까 숨도 안 쉰다. 그땐 우사인 볼트보다 빨리 달린 기분이다. 청년 셋이서 할아버지의 고집을 꺾지 못한 듯 그중 한 청년이 휴대폰으로 전화를 한다. 내가 도착했을 땐 할아버지도 지친 듯, 화장실 오르는 계단 밑에 걸터앉아 계셨다. 청년은 이야기했다.

"어르신이 몸도 제대로 가누질 못하시면서 우리 아들이 요 근처에 사는데 거기에 가야 한다고 하네요."

보호자가 가까이 있다 하니 믿기는 어려웠지만 어르신 가슴에 이름표(명찰)를 달고 있는 게 이상했고, 가만 놔두면 넘어져 다치실 것 같아 사무실로 전화하려는 참이었다고 한다.

어르신을 본 것만으로도 하늘에 감사했다. 그리고 청년들에게 감사했다. 그냥 지나칠 수도 있지만 자기네 할아버지 또래이고 자칫 다치실 위험이 많아 보호하려 했다는 것이다.

할아버지를 모시고 차량으로 갔다. 먼저 와계신 어르신과 직원들이 환호성을 쳤다. 더는 축제장에 머무를 수 없어 요양원으로 돌아가기로 했다. 돌아오는 차 안에서 할아버지의 모습은 부푼 꿈이 깨져 허탈해하시는 표정이다. 며칠 동안 운동해서 나의 고향, 내가 살던 집에 가려 했는데 이루지 못한 것이 못내 아쉬운가 보다.

이 어르신은 단기 치매 증상이 있는 분이다. 조금 전에 가르쳐 드린 것은 1분만 지나면 잊어버린다. 간식을 드시곤 안 먹었다고 또 달라는 분이다. 하지만 오래전에 추억은 간간이 살아 있다. 옛날 집 앞에 우물이 있었다든지, 개를 한 마리 키웠는데 그 개가 닭을 죽였다느니 하면서 옛날이야기는 입에 달고 사신다.

아마 봄날이 되어 옛 생각이 더욱 생생해졌고 그곳에 가고픈 생각이 행동을 앞서셨나 보다. 요양원에 도착해서 물수건으로 간이목욕을 하고 침대에 눕혀드렸다. 아까 낮의 표정보다 한결 편해 보이셨다. 그곳을 다녀 왔다는 착각인지 아니면 이젠 가려고 해도 갈 수 없는 곳이라 포기를 한 건지 모르겠지만 한 가지 틀림없는 사실은 어르신의 가슴속에는 항시 고향이 머물러 있다는 것이다.

– 인절미 사건

2017년 9월 온 세상이 풍족하다. 더도 말고, 덜도 말고 한가위만 같아라. 곧 민속명절 추석 한가위가 다가온다. 요양원 어르신들도 마음이 들떠있다.

이맘때면 아들, 손자, 며느리, 사위까지 얼굴을 볼 수 있기 때문이다. 한 손엔 선물이 가득하고, 또 다른 한 손엔 집안 크고 작은 행사 때 찍은 사진들이 쥐어져 있다. 따로따로 오시는 가족도 있지만, 가족이 모두 모여 열댓 명이 한꺼번에 오는 가족도 있다.

원장은 이런 명절에는 꿈쩍도 하지 못한다. 명절 연휴가 5일이면 5일 동안 다녀가는 보호자가 150여 명이 넘는다. 아마 보호자로서는 부모님을 정말 극진히 모시려는 효심에서 찾아뵈려는 사람도 있지만 일 년에 한두 번 의무적으로 인사를 하려는 보호자도 많다. 마치 출석부에 도장을 찍는다고나 할까.

명절을 기해 형식적으로 면회 오는 사람도 많다. 요양원에 들어 와서 행동하는 모습을 살펴보면 아! 저분은 어르신과 무슨 관계구나 하고 대충 알게 된다. 수년을 지나다 보니 이런 데 도사가 됐다.

305호 ○○○ 할아버지 9명의 가족이 추석 명절 연휴라서 모처럼 아들, 딸네 가족이 한자리에 모였다. 요양원에 들어올 때는 모두 반갑게 인사하고 침대 주변에 모여 이런저런 지난여름에 있었던 행사 이야기를 나누었다.

15분이나 지났을까? 표정과 행동이 제각각이다. 손주와 손녀딸과 벌써 요양원 밖으로 나갔다. PC방에 갔나 보다. 계속 어르신 옆에서 손을 잡고 손등을 두드리는 여성이 있다. 이는 아마도 어르신의 딸일 것이다. 하지만 침대 곁을 지키고는 있지만 서너 발 뒤편에 앉아 TV를 보고 있다. 지난주에 못 본 드라마였을까 텔레비전에서 눈을 떼지 않는다. 아마도 며느리인가 보다

어르신 생활실에서 나와 중앙홀 소파에 앉아 스마트폰을 보며 손가락 놀림이 빠르다. 그분은 사위인 걸로 보인다.

아들은 어디 갔나? 둘러 봐도 없다. 반 시간이 지나서야 침실로 돌아왔다. 요양원 행정실에 다녀왔단다. 지난달에 날라온 청구서를 보고 입소비를 내고 왔단다. 사무실에서 원장님과 세상 돌아가는 이야기를 나누었단다. 부모님을 뵈러 온 건지 의무감으

로 그냥 따라서 온 것인지…. 그래도 아들이 부모님께 인사를 드려야 하는 임무는 마쳤다고 생각하는 것 같다. 물론 모든 가족이 그렇지만은 않다. 그냥 가끔 이런 모습들이 새삼 흥미로운 모습으로 여겨질 때가 있을 뿐이다.

긴박한 상황은 그날 저녁 무렵에 발생했다. 보호자들이 모두 집으로 가시고 난 후, 오후 4시 반 무렵이다. 305호 할아버지는 딸이 두고 간 송편을 집어 들더니 한입으로 꿀꺽 삼키려 했다. 요양보호사는 다른 손님도 배웅하고 저녁 식사 준비를 위해 주방으로 왔다 갔다 정신이 없는 상태였다. 순간 305호 비상벨이 급하게 깜박인다. 달려가 보니 305호 옆에 계신 다른 할아버지가 큰 소리로 외친다.

뭐라고 하는지 정확하진 않지만 다급한 외침이다. 어르신은 목을 부여잡고 몸부림을 치고 있었다. 숨을 쉴 수 없다는 듯 고통스러워 하더니 침대에 쓰러지셨다. 순간 침대 옆에 먹던 송편과 인절미가 널려져 있는 걸 보고 짐작이 갔다. 인절미 떡이 목에 걸린 것이다.

박○○ 요양보호사는 침대에 올라가 어르신을 엎드리도록 하고 양손으로 배를 잡으며 위로 들어 올렸다. 먹던 인절미 떡을 토하게 하는 응급술이다.

일 년에 한 번씩 직무교육을 받는데 응급대처교육시간에 배운

대로한 것이다. 나와 번갈아 가며 어르신을 토하도록 시도했다. 단 1초라도 숨을 쉬게 해드려야 한다. 점차 몸이 퍼지는 현상이 나타나고 하는 수 없이 119 소방응급센터로 연락했다.

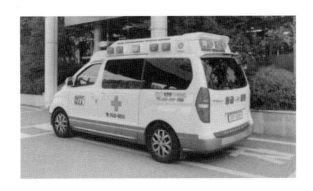

소방대원은 전화를 끊지 말라 하곤 전화로 대처법을 계속 알려주었다. 119 소방대원이 호출하고 도착하기까지 8분. 어르신은 숨을 쉬지 못하셔서 이제는 몸부림도 거의 없다. 등을 두들겨도 보고, 손가락을 입에 넣어 고리처럼 파헤쳐 보기도 했다. 요양보호사 4명, 간호사, 그리고 옆방에 온 보호자까지 동원하여 갖은 방법을 써 보았지만, 어르신의 몸은 점차 굳어져 갔다. 소방대원이 도착하고 산소마스크를 물리며 심폐소생술을 돌아가며 해 보았지만, 차도가 보이지 않았다.

119소방대원도 하는 수 없이 병원으로 급히 이송하자고 하여 나도 응급차에 동승했다. 병원에 가는 동안에도 소방서와 전화 통화하며 추가 응급처치를 하였으나 가능성이 없어 보였다. 제일 가까운 ○○ 병원 응급실로 모시고 바이털을 체크해 보았지만 이미 늦었다고 한다. 나는 응급실 문턱에 주저앉았다.

아무 생각도 나지 않는다. 그저 기적이 일어나길 기도하고 있었다. 20분이 지나서야 담당 의사가 불러 가보니 운명하셨다고 한다. 보호자에게 전화할 힘도 없다. 그냥 병원 대기실 의자에 앉아 눈만 감고 있었다.

어르신은 낮에 딸이 주고 간 떡을 먹고 싶었고 우리는 주방 냉장고에 보관해야 할 타이밍을 놓친 것이다. 30분도 안 걸리고 달려온 따님은 화를 낼 여력도 없이 응급실로 달려가 얼굴을 확인하였다. 이미 말도 없이 누워만 계신다.

후에 배상책임보험으로 장례를 치르고 보호자에게 정중히 사과도 드리며 마무리는 했지만, 요양원에서 가끔 일어나는 사건이란다. 치매 어르신은 어느 순간 어떤 행위를 할지 판단할 수도 없고 특정 어르신에게 많은 시간을 내어 케어를 집중할 수도 없다.

노인장기요양시행령에는 어르신 2.5명당 요양보호사 1명이 케어하도록 규정되어 있다. 요양보호사가 하루 8시간 근무하게 되어 있으니 하루 24시간을 케어하려면 3교대 근무하더라도 요양보호사 1명이 7.5명의 어르신을 돌봐야 한다.

이건 산술적인 계산이고 직원의 휴식과 연차, 요양원 부수적인 업무까지 고려하면 요양보호사 1명이 약 10명의 어르신을 케어해야만 한다. 어르신의 보호자들은 요양보호사 1명이 어르신 2.5명을 케어한다는데 다들 어디서 무얼 하는지 안 보인다고 푸념들한다. 요양보호사는 어르신 방에서 항시 어르신 곁을 지켜야 한다는 인식을 가지고 있다.

이번 인절미 사건은 일단락되었지만 나에게 또 다른 경험과 교훈을 남겼다. 아무리 주의해도 놓칠 수밖에 없는 일들이 요양원에서는 일상적인 일이 된다고 말이다.

셋, 요양원의 행복 24시

- 달콤한 욕설

2018년 초봄에 일어났던 일이다. 요양원 사무실에 한 통의 전화가 왔다. 전화기를 들자마자 호통치는 목소리가 들려 순간 당황했다.

"당신 누군데 왜 아파트에 전단지를 뿌려?"

무슨 말인지 모르고 욕만 먹고 있다.

"어디 신가요? 우리가 뭘 잘못했나요?"

요양원도 인근 주민을 상대하는 업종이라서 고분고분 여쭤 보았다.

"여긴 ○○아파트 단지 관리사무소인데, 당신네 홍보 전단지가 우리 우체통에 있어요. 그렇게 신고도 안 하고 맘대로 전단지를 뿌리면 어떻게 합니까?"

순간 멈칫했다. 내가 홍보용 전단지를 돌리지도 않았고 그렇다고 직원들에게 지시한 적도 없었다.

"예, 죄송합니다. 제 실수였습니다. 일간 한번 찾아뵙고 사과드리겠습니다."

한 대 얻어맞은 기분으로 의자에 걸터앉아 천정만 바라봤다. 아무리 생각해도 그쪽 아파트에 간 적이 없다.

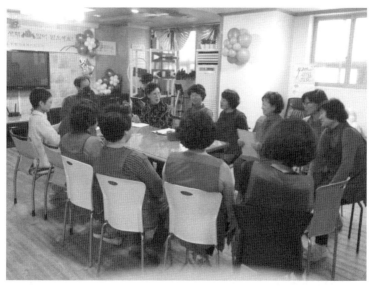

아침회의시간 (어르신의 안전 인수인계)

다음날, 아침 회의시간 직원들과 담소를 나누다가 문득 어제 일이 생각나서 직원에게 이야기했다. 그때 ○○ 요양보호사 쌤이 말했다.

"죄송해요. 제가 우리 아파트에 동마다 돌며 전단지를 우체통에 꽂았어요."

순간 미안함과 고마움이 한꺼번에 교차하는 미묘한 감정을 느꼈다. 지난달, 날씨가 추워서 입소 어르신이 두 명 돌아가시어 원장님이 걱정할까 봐 조금이나마 보탬이 될까 스스로 결정해서 행한 행동이란다. 이런 행동은 그냥 월급 받는 직원이 아니라 오너의 사고방식에서 나오는 행동임이 틀림없다. 그렇지 않으면 내가 직원들을 한 식구로 대해준 것에 대한 보답일 것이다. 순간 행복감을 느낀 하루다. 아파트 소장에게 들었던 욕설이 달갑게 느껴졌던 하루였다.

– 낡은 메모 안에 담긴 정성

2020년 여름, 프로그램실에서 사례관리회의를 마치고 사무실 자리로 돌아왔다. 책상에 내 다이어리를 내려놓는 순간 조그마한 메모장이 함께 떨어졌다. 자그마한 메모장은 너무 낡고 용수철도 헐어서 누군가 버리려 했나 보다 하고 책상 옆으로 밀어 놓았다.

그런데 메모장에는 우리 요양원에 계신 어르신의 이름이 적혀 있고 날짜도 어제오늘이 적혀 있어 현재 사용 중인 것 같았다. 주인 이름도 없고 내가 읽으려 해도 자세히 무슨 뜻인지 모르겠다. 나는 그래도 누군가의 소중한 기록물일지 몰라 서랍장에 넣었다. 하루가 지나서야 김○○ 요양보호사가 말했다.

"원장님 제 노트 못 보셨나요?"

"아, 예… 김 선생님 노트인가요? 이것 맞나요?"

서랍에서 꺼내 보여 주었더니 너무 좋아하며 얼굴이 환해졌다.

"아니 무슨 노트길래 그래요? 이렇게 낡고 무슨 글인지도 모르겠던데 아주 중요한가 봐요." 하며 노트를 건네주었다.

"김 쌤, 내가 보관해서 고이 모셔 놓았으니 무슨 노트인지만 알려주세요"

궁금증을 못 이기고 다시 물어보자 김 쌤은 다소 창피하다는 표정을 지으며 조심스레 말을 꺼낸다.

"이 메모장은 우리가 모시는 어르신의 생명줄입니다."

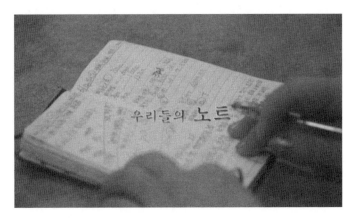

어르신의 식습관과 표정의 변화, 그리고 하루 몇 시에 화장실을 가시는지 메모를 한다는 것이다. 요즘엔 나도 나이를 먹어서 그런지 많은 어르신의 일상을 모두 기억할 수 없으며 특히 어르

신의 변하는 모습을 간단히 메모해 놓으면 그 어르신이 무엇을 좋아하는지 가족의 누가 문제가 있는지 알게 되어 어르신을 모시는데 훨씬 도움이 된다고 한다.

다른 쌤들 보다 젊고 활달하여 어르신을 모시는 데 부족함이 없을 줄 알았는데 그런 상황 속에서도 더욱 잘 모시려는 자세는 나를 창피하게 만들었다. 아침 회의시간 때마다 탁상 위에 올려놓고 회의 내용을 깨알처럼 적더니 어느새 메모장도 헐고 낡은 데다 벌써 거의 끝장까지 적혀 있었다.

흔히 종갓집 어르신들이 집안 살림살이의 개수와 친지들의 제삿날 생일 등을 적어놓는 치부책처럼 왠지 고상하고 품위 있게 느껴졌다. 김 쌤은 요양보호사가 매일 기록하는 급여제공 기록지를 적을 때면 항시 그 낡은 메모장이 옆에 놓여 있다.

이런 자세로 근무하는 직원이 우리 요양원에 있다는 것이 자랑스럽다. 그리고 나는 행복감을 느낀다.

- 긍정의 에너지

2014년 4월, 오늘은 출근길이 막히지 않는다. 화요일이라서 거리엔 오가는 차량이 적고, 오늘따라 신호등이 착착 맞아떨어져서 평소보다 20분 일찍 요양원에 도착했다.

엘리베이터를 타고 5층에 도착하여 문이 열리는 순간, 7, 8명 되는 직원들의 웃음소리가 맑고 수다를 떠는 소리가 들렸다. 요양보호사 쌤들이 일찍 출근해서 커피를 마시고 귤을 까먹으며 수다를 떨고 있는 소리다.

그 시각이 오전 8시 7분.
"아니 9시 출근하는 쌤들이 왜 이리 빨리 오셨나요?"
쌤들이 반문한다.
"아니, 원장님은 이 시각에 웬일이세요? 우리는 매일 이 시간에 옵니다."

집에 있는 것보다 여기가 더 재미있고, 친구들도 많아 신이 난다며 요양원 분위기가 너무 좋다며 환히 웃는 쌤들이다. 예전에 다니던 요양원은 출근하면 어깨가 축 늘어지고 오늘은 언제 퇴근하려나 하고 시계만 쳐다보았는데 여긴 매일 MT 온 기분이라며 엄지를 치켜세운다.

물론 모든 직원이 똑같은 생각은 아니겠지만 쾌활한 김○○ 쌤과 엇비슷한 몇 명 요양보호사가 그런 밝은 분위기를 만들어가고 있었다. 같은 월급을 받고 같은 시간만큼 일하는데 긍정적이고 밝은 표정으로 근무하니 요양원 전체 분위기도 살아나고 덩달아 케어받는 어르신들도 만족해하신다.

– 야유회

매월 마지막 주 수요일은 직원 야유회를 간다. 대부분 반나절 코스의 산행이지만, 비번(휴무)인 직원은 빠지려 하지 않는다. 항시 출발은 요양원 정문에서 9시 반에 한다. 요양원 차량과 직원 개인차량을 포함하면 통상 3대. 12~14명의 직원이 참여한다.

물론 간단하게 요식거리는 각자 싸와서 산 중턱에서 1차하고 산 정상에서 풀어놓고 먹고 마시고 흥이 나면 노래도 부른다. 평일이라서 한적하고 시간에 쫓기지 않으니 다소 나이 든 쌤들도 서로 거들며 뒤처지지 않게 모두 즐거운 마음이다.

산에 오르기 전에 같은 또래가 공감하는 난센스 퀴즈를 던져 주고 산에 오르며 팀끼리 퀴즈도 풀고 웃으며 덕담도 나누고, 요양원 현장에서 하지 못한 푸념도 풀어 놓고, 개인적으로 가지고 있던 고민도 스스럼없이 꺼내 놓다 보니 왠지 더욱 가까운 친구처럼 느껴진다.

산밑에 내려와서는 가벼운 막걸리 한잔도 하고 빈대떡도 먹으며 간단한 식사도 함께한다. 이런 모든 비용은 요양원에서 부담한다. 산행하고 나면 일주일은 산행 후담으로 웃고 즐기며 사진도 보면서 다음 산행을 기다리게 한다.

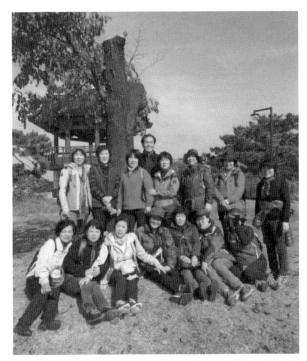

요양보호사 선생님들과 함께 (직원 야유회)

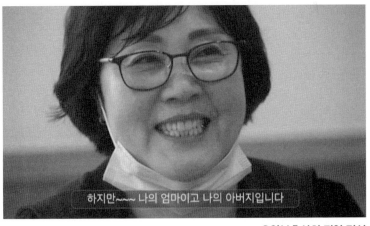

하지만~~~ 나의 엄마이고 나의 아버지입니다

요양보호사의 직업 정신

날씨가 추워지는 겨울철에는 주로 영화관을 찾는다. 영화 한 프로 보고 식당에 모여 껄껄대는 모임은 틀림없이 요양원의 서비스 향상에 도움이 된다. 베푼 만큼 분위기가 살아난다. 그리고 이러한 모든 정성을 감사히 받아주고 다시 요양원에 되돌려주는 쌤들이 있어 더없이 행복하다.